LAJOUX & GRANDVAL

MÉDICAMENTS
CHIMIQUES ORGANIQUES

INSCRITS

AU SUPPLÉMENT DU CODEX

DOSAGE DES ALCALOÏDES

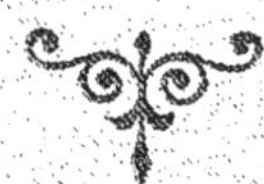

REIMS	PARIS
MATOT-BRAINE	**LIBRAIRIE A. MALOINE**
IMPRIMEUR, LIBRAIRE ÉDITEUR	RUE DE L'ÉCOLE DE MÉDECINE 23-25

1897

MÉDICAMENTS

CHIMIQUES ORGANIQUES

DU SUPPLÉMENT DU *CODEX*

—

DOSAGE DES ALCALOÏDES

⁂

En Vente à la Librairie MATOT-BRAINE

REIMS

Recherches et Documents du Laboratoire municipal de la
Ville de Reims : L'Eau Potable. — Le Lait. — Le Vin,
par M. Henri Lajoux. — Un fort volume de 142 pages avec
planches, *2e édition*. — Prix : 3 fr. 50 ; *franco* : 3 fr. 75.

⁂

MÉDICAMENTS

CHIMIQUES ORGANIQUES

INSCRITS

AU SUPPLÉMENT DU CODEX

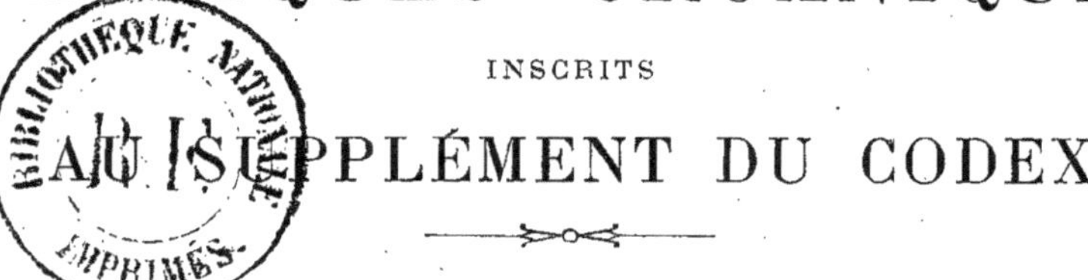

DOSAGE DES ALCALOÏDES

DANS LES DROGUES SIMPLES

ET DANS LES MÉDICAMENTS

PAR

H. LAJOUX & Alex. GRANDVAL

PROFESSEURS A L'ÉCOLE DE MÉDECINE ET DE PHARMACIE DE REIMS

AVEC UNE PRÉFACE

DE

M. P. SCHÜTZENBERGER

MEMBRE DE L'INSTITUT

<table>
<tr><td>REIMS</td><td></td><td>PARIS</td></tr>
<tr><td>MATOT-BRAINE</td><td></td><td>LIBRAIRIE MÉDICALE</td></tr>
<tr><td>Imprimeur-Libraire-Éditeur</td><td></td><td>A. MALOINE</td></tr>
<tr><td>6, rue du Cadran-Saint-Pierre</td><td></td><td>Rue de l'École-de-Médecine, 23-25</td></tr>
</table>

1897

PRÉFACE

MM. Lajoux et Grandval viennent de terminer un ouvrage qui est destiné à combler une lacune reconnue depuis fort longtemps.

En effet, le pharmacien chargé de vérifier les produits fournis par les nombreuses fabriques de médicaments préconisés depuis quelques années, trouve difficilement les indications nécessaires pour en caractériser la nature. De son côté le médecin, insuffisamment renseigné sur le degré de pureté de la substance qui entre dans sa prescription, ne peut ajouter qu'un faible crédit à l'effet thérapeutique qu'il pense obtenir.

Désireux de rendre service à l'un et à l'autre, les savants professeurs de l'École de Médecine et de Pharmacie de Reims se sont donné comme tâche d'exposer d'une manière précise et nette, sans entrer dans des développements trop étendus, l'étude des composés inscrits dans le *Supplément du Codex*. Ces composés ne sont déjà plus, à proprement parler, des médicaments nouveaux, mais ils représentent des types n'ayant pas encore figuré dans les éditions précédentes du *Codex*. Quant aux produits plus récemment découverts, et dont la thérapeutique est actuellement encombrée, il importe d'observer à leur égard une sage réserve, en attendant que le temps ait effectué parmi eux sa sélection accoutumée.

L'étude de chaque médicament chimique est faite d'après un plan uniforme et se compose des parties suivantes : Constitution, Préparation, Propriétés, Essai, Usages.

La Constitution, quand ces Messieurs ont jugé indispensable de la donner, a été traitée aussi clairement que possible et, pour la rendre intelligible aux élèves qui ne possèdent que des connaissances chimiques élémentaires, ils n'ont pas hésité à rappeler les principes sur lesquels elle repose.

Ils donnent, avec des détails suffisants, la Préparation des corps lorsqu'elle peut se faire avantageusement dans le laboratoire ; si elle est exclusivement industrielle, ils se bornent à l'esquisser à grands traits, mais cependant d'une façon suffisante pour que le pharmacien puisse prévoir la nature des impuretés que cette préparation ou une purification imparfaite est susceptible d'y introduire ou d'y laisser.

Les Propriétés physiques et chimiques citées dans ce Traité sont celles qui sont directement applicables à la préparation, à l'essai ou à l'emploi des médicaments.

L'Essai des médicaments est peut-être la partie que le pharmacien doit le mieux connaître puisqu'il a le devoir de vérifier scrupuleusement l'identité et la pureté des produits que le commerce lui fournit. Les réactions citées par les auteurs sont exposées avec soin et beaucoup d'entre elles ont été vérifiées.

Sous la rubrique Usages, ces Messieurs comprennent les applications pharmacologiques et thérapeutiques des médicaments décrits, leur posologie et quelquefois aussi leur action physiologique ainsi que leur recherche dans l'urine.

Ce livre n'est pas limité absolument aux médicaments

organiques du *Supplément* ; on y trouve quelques autres corps : le *salicylate de mercure dissimulé*, médicament précieux et qui mériterait de figurer au *Codex*, à plus juste titre même que certains de ceux qui s'y trouvent ; l'*hypnal*, dont l'étude est inséparable de celle de l'antipyrine ; la *créosote*, produit complexe, mais qui a sa place à côté du gaïacol ; le *terpinol*, autre produit complexe qui dérive de la terpine ; les *phénols camphrés* ; le *chlorhydrate basique de quinine* qui n'a pas été séparé du chlorhydrate neutre.

Enfin, ils terminent par l'exposé des méthodes si simples qu'ils emploient pour le DOSAGE DES ALCALOÏDES DANS LES DROGUES SIMPLES ET LES MÉDICAMENTS.

Ce livre, mis à la portée de tous, du pharmacien et du médecin, comme aussi des élèves, désireux d'acquérir des notions exactes sur les médicaments dits nouveaux tant vantés — à tort ou à raison — est le premier Traité de ce genre en France. Il fait le plus grand honneur à ceux qui ont eu l'initiative de cette publication, dont le succès me paraît d'autant plus certain qu'il s'agit d'actualités scientifiques auxquelles le monde médical porte le plus vif intérêt.

P. SCHÜTZENBERGER,

Membre de l'Institut.

AVANT-PROPOS

Le Supplément du Codex *comprend des composés appartenant à des fonctions chimiques qui figurent, pour la première fois, au Formulaire légal. Bien que ces composés ne soient déjà plus des médicaments nouveaux, les Traités de Pharmacie ne parlent souvent de leur constitution que d'une façon superficielle. Les Traités de Chimie donnent cette constitution, mais sans insister sur les réactions et l'essai de ces corps, en laissant naturellement de côté leurs applications pharmacologiques. Si l'on considère que leur étude se complète chaque jour, on voit que, pour connaître l'histoire de chacun d'eux, il faut feuilleter de nombreux ouvrages didactiques et des publications scientifiques plus nombreuses encore.*

Un pareil travail est difficile pour les praticiens qui n'ont ni le temps, ni les moyens de se livrer à des recherches bibliographiques ; il est impraticable pour les élèves qui se perdraient dans les nombreux documents qu'ils auraient à consulter. Du reste, ces documents ont souvent une valeur très inégale ; les uns, contrôlés par l'expérience, sont définitivement acquis à la science ; les autres ne doivent être acceptés qu'avec réserve ou sont même à rejeter définitivement.

Aux praticiens et aux élèves, il faut donc un ouvrage où l'histoire chimique et pharmacologique de chaque corps soit méthodiquement exposée, où ils puissent trouver une idée exacte de l'état de nos connaissances à son sujet.

Ce sont ces considérations qui nous ont engagés à écrire le livre que nous présentons aujourd'hui aux Pharmaciens et aux Etudiants.

Nous devons donner quelques mots d'explication au sujet de l'ordre que nous avons adopté dans l'étude des médicaments chimiques organiques inscrits au Supplément du Codex.

Nous aurions pu suivre, comme le fait le Codex, *l'ordre alphabétique, car un groupement systématique était bien difficile en raison du nombre restreint de fonctions chimiques auxquelles se rapportent les corps que nous décrivons.*

Mais ce mode d'exposition présente des inconvénients :

1° Il sépare des composés possédant de grandes analogies tant au point de vue chimique qu'au point de vue thérapeutique.

2° Il rend impossible toute généralisation au sujet de corps qui se relient les uns aux autres. Comment, en effet, séparer l'étude de la terpine de celle du menthol et de l'eucalyptol, ou encore celle des divers éthers des phénols (bétol, salol, etc.) ?

Il nous a donc semblé préférable de suivre, autant que possible, l'ordre des fonctions chimiques en commençant par les plus simples; c'est pourquoi nous débutons par la paraldéhyde et les disulfones qui dérivent des cétones.

Vient ensuite la fonction acide. Nous avons donc étudié les benzoate, salicylate, gallate *de bismuth, ainsi que le* salicylate mercurique.

Dans les paragraphes suivants, nous étudions successive-

ment les *phénols et leurs éthers, les amides, les composés térébéniques auxquels nous rattachons l'acide cantharidique*; *enfin, les glucosides, représentés seulement par la strophantine, et les alcaloïdes placés dans l'ordre alphabétique.*

Quant à la quassine, *principe immédiat non azoté, dont la fonction chimique n'est pas suffisamment établie, nous l'avons placée avant la strophantine parce que, à défaut d'autre raison, son mode de préparation par précipitation à l'état de tannate est à peu près le même que celui de ce glucoside.*

D'autre part, étant donnée l'analogie de l'action thérapeutique de l'antipyrine avec celle de l'exalgine, de l'antifébrine, etc., nous avons placé l'étude de ce corps après celle de ces composés amidés. Cette place n'est évidemment pas rationnelle, mais elle a son utilité au point de vue pharmacologique.

Dans un paragraphe intitulé Appendice, *nous exposons les méthodes que nous employons depuis longtemps pour doser les alcaloïdes dans les drogues simples et les médicaments. Nous croyons que ces méthodes, en raison de leur simplicité et de leur exactitude, seront bien accueillies des praticiens.*

Dans le tableau suivant, nous résumons la marche que nous avons suivie :

Paraldéhyde.

Disulfones dérivées des mercaptols. ⎰ *Sulfonal.*
⎱ *Trional.*

Benzoate . . . . . . ⎫
Salicylate . . . . . ⎬ *de Bismuth.*
Gallate . . . . ⎭

Salicylates de mercure.

$$
\text{Phénols} \ldots \ldots \left\{
\begin{array}{l}
\textit{Thymol — Aristol (diiododithymol)}. \\
\textit{Résorcine}. \\
\textit{Pyrocatéchine}. \\
\textit{Gaïacol et créosote}. \\
\textit{Naphtols}.
\end{array}
\right.
$$

$$
\text{Ethers des phénols.} \left\{
\begin{array}{l}
\textit{Benzonaphtol}. \\
\textit{Salol (Salicylate de phénol)}. \\
\textit{Crésalol (Salicylate de crésol)}. \\
\textit{Bétol (Salicylate de naphtol } \beta.).
\end{array}
\right.
$$

Combinaisons des phénols et de leurs dérivés avec le Camphre.

$$
\text{Dérivés amidés} \ldots \left\{
\begin{array}{l}
\textit{Acétanilide}. \\
\textit{Méthylacétanilide}. \\
\textit{Acet-phénétidine}. \\
\textit{Acide anhydro-orthosulfamide benzoïque} \\
\qquad \textit{ou saccharine}.
\end{array}
\right.
$$

Analgésine et hypnal.

$$
\text{Composés térébéniques.} \left\{
\begin{array}{l}
\textit{Terpine}. \\
\textit{Terpinol}. \\
\textit{Menthol}. \\
\textit{Eucalyptol}. \\
\textit{Cantharidate de potasse}.
\end{array}
\right.
$$

Quassine.

Strophantine (glucoside).

$$
\text{Alcaloïdes} \ldots \left\{
\begin{array}{l}
\textit{Caféine}. \\
\textit{Cocaïne}. \\
\textit{Ergotine}. \\
\textit{Esérine (Salicylate)}. \\
\textit{Homatropine}. \\
\textit{Hydrastine}. \\
\textit{Hydrastinine}. \\
\textit{Quinine (Chlorhydrates)}. \\
\textit{Spartéine. (Sulfate)}.
\end{array}
\right.
$$

Appendice :

I. — *Dosage des alcaloïdes dans les drogues simples.*
II. — *Dosage de la caféine dans le thé, le café, la noix de Kola.*
III. — *Dosage des alcaloïdes dans les extraits, les vins et les teintures.*
IV. — *Dosage de la morphine dans le laudanum.*

En publiant ce livre, nous croyons être utiles aux Pharmaciens et aux Etudiants ; puissions-nous être assez heureux pour voir notre espérance réalisée !

Reims, le 5 Juin 1897.

MÉDICAMENTS

CHIMIQUES ORGANIQUES

INSCRITS

AU SUPPLÉMENT DU *CODEX*

PARALDÉHYDE

ELALDÉHYDE

$(CH^3\text{-}CHO)^3$

On sait que les aldéhydes possèdent une propriété des plus remarquables : celle de donner des produits de condensation, soit sous l'influence de certains corps, tels que l'acide chlorhydrique, l'acide sulfurique, le chlorure de zinc, etc., soit spontanément, comme cela a lieu avec l'aldéhyde formique (méthanal), corps instable qui passe rapidement à l'état de *trioxyméthylène*.

Rappelons sommairement que cette condensation peut se faire de trois façons différentes :

1° Par la soudure d'atomes de carbone de molécules distinctes. Exemple :

$$CH^3\text{-}CHO + HCH^2\text{-}CHO = CH^3\text{-}CHOH\text{-}CH^2\text{-}CHO$$

Ethanal — Ethanal — Aldol

Ainsi, en partant de l'aldéhyde ordinaire (éthanal), on tombe sur l'*aldol*, corps à la fois aldéhyde et alcool secondaire.

On a donné à ce mode de condensation le nom d'*aldolisation*.

2° Par la soudure de deux atomes de carbone comme ci-dessus, mais avec élimination d'eau :

$$CH^3\text{-}CH\,|\,O + H^2\,|\,CH\text{-}CHO = H^2O + CH^3\text{-}CH = CH\text{-}CHO$$

Ethanal — Ethanal — Aldéhyde crotonique

Dans ce cas on dit qu'il y a *crotonisation*.

Du reste l'aldéhyde crotonique dérive directement de l'alcool par perte d'eau.

Riban donne le nom générique d'*Aldanes* aux composés qui prennent naissance dans cette réaction.

3° Enfin la condensation peut résulter de l'union de trois molécules d'aldéhyde, union qui se fait par les atomes d'oxygène.

$$3\,(CH^3\text{-}CHO) \;=\; \begin{array}{c} CH^3 \\ | \\ CH \\ O \quad O \\ CH^3\text{-}CH \quad CH\text{-}CH^3 \\ O \end{array}$$

Autrement dit, il y a *polymérisation*.

Or, tandis que les deux premiers termes de condensation (aldol et aldéhyde crotonique) ne peuvent pas régénérer l'aldéhyde, ce qui se conçoit aisément, leur structure étant complètement changée, la paraldéhyde, au contraire, retourne facilement à son générateur, par simple distillation, transformation rendue plus rapide et plus complète si on distille en présence d'acide sulfurique.

Préparation. — La paraldéhyde prend naissance dans un grand nombre de circonstances. Pour provoquer sa formation, il suffit de faire agir sur l'éthanal des traces de certains composés : chlore, chlorure de carbonyle, chlorures de zinc, de calcium, acides chlorhydrique, sulfurique, etc.

On l'obtient généralement en faisant tomber une seule

goutte d'acide sulfurique concentré dans de l'aldéhyde pure ; le liquide bouillonne subitement et violemment, par suite de l'énergie de la réaction.

Comme on ne peut pas songer à purifier la paraldéhyde par distillation fractionnée, puisque, pendant la distillation, elle repasse en grande partie à l'état d'aldéhyde, on use d'un autre artifice : on refroidit au-dessous de 0° le produit impur, ce qui provoque la cristallisation de la paraldéhyde ; les cristaux sont fortement exprimés à froid afin d'en séparer la partie liquide. Cette dernière, distillée avec de l'acide sulfurique, donne de l'aldéhyde qui est mise de côté pour servir à une nouvelle préparation.

Quant aux cristaux, ils se liquéfient quand leur température s'élève au-dessus de + 12°. La paraldéhyde liquide doit être conservée dans des flacons, à l'abri de la lumière.

Remarque. — Si on faisait agir l'acide sulfurique *étendu* sur l'aldéhyde, refroidie au-dessous de 0°, afin d'éviter toute élévation de température, on obtiendrait des cristaux de *métaldéhyde*, isomère de la paraldéhyde. La métaldéhyde est solide et insoluble dans l'eau.

Propriétés. — Liquide incolore, neutre au tournesol, d'une odeur éthérée particulière rappelant celle de la pomme de reinette, d'une saveur d'abord fraîche, puis brûlante. $D_{15°} = 0,999$.

Elle se solidifie par le froid en une masse cristalline qui ne fond plus qu'à + 12°.

Elle se dissout dans 8 p. 1/2 d'eau à + 15° ; elle est moins soluble à chaud, de sorte que sa solution aqueuse faite à froid se trouble par la chaleur ; à + 100° près de la moitié de la paraldéhyde se sépare.

Elle est soluble dans l'alcool et l'éther.

La paraldéhyde boût à + 124°, mais en distillant elle repasse en partie à l'état d'éthanal.

Si la distillation s'effectue en présence de petites quantités d'acides chlorhydrique, sulfurique, de chlorure de zinc (etc.), la transformation est complète. On voit que les corps qui provoquent la transformation de la paraldéhyde en aldéhyde à l'ébullition, sont précisément ceux qui agissent en sens inverse quand on opère à une température peu élevée.

La paraldéhyde ne s'unit pas à l'ammoniaque ni aux bisulfites alcalins, comme le fait l'aldéhyde. Elle ne réduit pas le nitrate d'argent ammoniacal.

Essai. — Les points de fusion et d'ébullition de la paraldéhyde sont notablement modifiés par la présence de petites quantités d'eau ou d'aldéhyde. L'eau tend à abaisser le point de fusion, tandis que l'aldéhyde abaisse le point d'ébullition.

Usages. — La paraldéhyde est employée comme hypnotique à la dose de 2 gr. à 2 gr. 5 par jour en une seule fois.

Elle est inférieure au chloral comme analgésique; par contre, elle est moins irritante que lui et doit lui être préférée pour combattre les insomnies des alcooliques.

Son élimination se fait par les poumons.

Coudray (1) a démontré l'antagonisme de la paraldéhyde et de la strychnine. Il prend deux lapins : à l'un, il injecte, dans le tissu cellulaire, 2 gr. de paraldéhyde et à tous les deux il injecte de la strychnine ; le premier reçoit 4 et même 6 milligr. de strychnine sans accidents mortels. Au second, il suffit de 1 milligr.

(1) Coudray (Thèse. — Paris 1884).

pour le tuer (la dose mortelle pour le lapin est de 2 dixièmes de milligr.). Le premier lapin a donc pu supporter trente fois la dose toxique.

On administre la paraldéhyde en solution ou sous forme d'élixir, de potion (etc.).

ÉLIXIR (YVON)

Pr.	Paraldéhyde	10 gr.
	Alcool à 90°	48 —
	Teinture de vanille	2 —
	Eau bouillie	30 —
	Sirop simple	60 —

Une cuillerée renferme 1 gr. de paraldéhyde.
1 à 2 cuillerées par jour.

LAVEMENT (KÉRAVAL)

Pr.	Paraldéhyde	2 gr.
	Jaune d'œuf	Nº 1.
	Eau de guimauve	120 gr.

F. S. A. pour un lavement.

POTION (YVON)

Pr.	Paraldéhyde	2 gr.
	Eau de tilleul	70 —
	Teinture de vanille	XX gouttes.
	Sirop de laurier cerise	30 gr.

F. S. A.

SOLUTION

Pr.	Paraldéhyde	15 gr.
	Eau bouillie	250 —

Chaque cuillerée à bouche renferme 1 gr. de paraldéhyde.

Pour masquer la saveur et l'odeur désagréables de la paraldéhyde, Dujardin-Beaumetz fait prendre cette solution dans un grog au rhum et préférablement au kirsch.

SOLUTION POUR INJECTIONS HYPODERMIQUES
(Kéraval)

Pr. Paraldéhyde .... 5 gr.
Eau distillée de laurier cerise..... 5 —
Eau distillée bouillie .... 15 —

1 gr. de cette solution renferme 20 centigr. de paraldéhyde.

Dujardin-Beaumetz ne conseille pas les injections de paraldéhyde parce qu'elles sont douloureuses et qu'elles peuvent occasionner des indurations inflammatoires et même des abcès.

DISULFONES

DÉRIVÉES DES MERCAPTOLS

A cette classe appartiennent le sulfonal et le trional que nous devons étudier.

On sait que l'alcool (éthanol, dans la nouvelle nomenclature) réagit sur l'aldéhyde pour donner de l'acétal ; de même le mercaptan (éthane-thiol) réagit sur l'aldéhyde, pour donner de l'acétal sulfuré (mercaptal).

$$2 \left(C^2H^5OH \right) + CH^3\text{-}CHO = CH^3\text{-}CH \left\langle {}^{OC^2H^5}_{OC^2H^5} + H^2O \right.$$

Alcool   Aldéhyde   Acétal

$$2 \left(C^2H^5SH \right) + CH^3\text{-}CHO = CH^3\text{-}CH \left\langle {}^{SC^2H^5}_{SC^2H^5} + H^2O \right.$$

Mercaptan   Aldéhyde   Mercaptal

L'acétone (éthanone) se comporte de même.

$$2 \left(C^2H^5SH \right) + {}^{CH^3}_{CH^3}\!\!>CO = {}^{CH^3}_{CH^3}\!\!>C \left\langle {}^{SC^2H^5}_{SC^2H^5} + H^2O \right.$$

Acétone   Mercaptol

On donne le nom de mercaptol au composé formé (Baumann).

Ces réactions sont générales, c'est-à-dire que les alcools sulfurés (thiols) réagissent sur les aldéhydes et les cétones pour donner des mercaptals et des mercaptols.

Quelques-uns de ces composés se produisent directement, mais tous s'obtiennent rapidement quand on fait passer un courant d'acide chlorhydrique dans le mélange d'un mercaptan avec une aldéhyde ou une cétone

(Baumann). On, enlève le mercaptan en excès par des lavages du produit à l'eau, puis à la soude.

Le mercaptol ordinaire ou éthylique est un liquide mobile, insoluble dans l'eau, très réfringent, bouillant à 190°-191°.

Baumann le nomme *dithioéthyle-diméthylméthane*, dénomination dont rend compte ce schéma :

$$CH_3 - \underset{\underset{S.C_2H_5}{|}}{\overset{\overset{CH_3}{|}}{C}} - S\text{-}C_2H_5$$

Par l'oxydation, les mercaptals et les mercaptols fixent $2\,O_2$ et contiennent alors deux groupes hypothétiques SO_2. Otto avait donné antérieurement le nom de *disulfones* à des composés d'une autre origine renfermant aussi ces groupes. Baumann a appliqué cette dénomination aux produits de l'oxydation des mercaptols.

Le mercaptol éthylique donne, en s'oxydant, le sulfonal :

$$\frac{CH_3}{CH_3} > C < \frac{SO_2\text{-}C_2H_5}{SO_2\text{-}C_2H_5}$$

Écrit de cette façon, le sulfonal est l'acétone diéthylsulfone. Si l'on part de la formule donnée par Baumann pour le mercaptol, celle du sulfonal devient :

$$CH_3 - \underset{\underset{SO_2\text{-}C_2H_5}{|}}{\overset{\overset{CH_3}{|}}{C}} - SO_2\text{-}C_2H_5$$

Cette formule s'exprime en disant que le sulfonal est le *diéthylsulfone-diméthylméthane*.

Près du sulfonal se placent le *trional* et le *tétronal*.

Le trional diffère du sulfonal parce que l'un des deux groupes CH^3 du sulfonal est remplacé par un groupe éthyle ; il renferme donc trois radicaux C^2H^5, d'où son nom de *trional*. C'est le *diéthylsulfone-méthyléthylméthane*.

Dans le tétronal, les deux groupes CH^3 sont remplacés par deux groupes C^2H^5 ; il renferme donc quatre groupes éthyle, d'où son nom ; en réalité, c'est le *diéthylsulfone-diéthylméthane*.

$$\text{Sulfonal} \quad (CH^3)^2 = C = (SO^2.C^2H^5)^2$$
$$\text{Trional} \quad (CH^3)(C^2H^5) = C = (SO^2.C^2H^5)^2$$
$$\text{Tétronal} \quad (C^2H^5)^2 = C = (SO^2\text{-}C^2H^5)^2$$

Le tétronal ne figure pas au *Codex*.

ACÉTONE-DIÉTHYLSULFONE

DIÉTHYLSULFONE-DIMÉTHYLMÉTHANE ; SULFONAL

$$(CH^3)^2 = C = (SO^2\text{-}C^2H^5)^2$$

Préparation. — On obtient le sulfonal en oxydant le mercaptol éthylique. (Voir page 7 la préparation du mercaptol). Pour cela, on l'agite avec une solution froide de permanganate de potasse à 5 %, en ajoutant, de temps en temps, quelques gouttes d'acide acétique ou d'acide sulfurique. On remet du permanganate jusqu'à ce qu'il cesse de se décolorer. A ce moment, des aiguilles cristallines se produisent ; elles constituent le sulfonal que l'on purifie par cristallisation dans l'eau ou dans l'alcool.

$$\frac{CH^3}{CH^3}\!\!>\!C\!<\!\frac{SC^2H^5}{SC^2H^5} + 2\,O^2 = \frac{CH^3}{CH^3}\!\!>\!C\!<\!\frac{SO^2C^2H^5}{SO^2C^2H^5}$$

Mercaptol   Sulfonal

Propriétés. — Le sulfonal est en cristaux prismatiques incolores, inodores, fusibles à 125°,5 en un liquide incolore, brûlant avec une flamme éclairante, volatil sans résidu, mais en répandant une odeur de soufre brûlé.

Il distille vers 300° en se décomposant légèrement.

Il est soluble dans 500 parties d'eau froide, 15 parties d'eau bouillante, 65 parties d'alcool froid, 2 parties d'alcool chaud, 136 parties d'éther.

Le sulfonal est inaltérable à l'air.

Ses solutions sont neutres au tournesol.

Chauffé avec de la poudre de charbon de bois, il se produit des vapeurs acides possédant l'odeur pénétrante et repoussante du mercaptan (C. Schwartz).

Il se dissout facilement dans l'acide sulfurique concentré et la solution chauffée se détruit en dégageant de l'acide sulfureux ; la solution sulfurique l'abandonne quand on la dilue (Baumann).

Le sulfonal n'est pas attaqué par l'acide nitrique bouillant ; les alcalis bouillants ne le modifient pas. L'amalgame de sodium ou l'étain et l'acide chlorhydrique (hydrogène naissant) ne le réduisent pas (Baumann).

Chauffé avec son poids de cyanure de potassium sec, le sulfonal donne des vapeurs de mercaptan à odeur alliacée désagréable ; la masse, fondue et refroidie, dissoute dans l'eau, donne avec le perchlorure de fer, la coloration rouge due à la formation de sulfocynate ferrique (G. Vulpius).

Essai. — Mal lavé ou mal purifié, le sulfonal peut être coloré, acide ou alcalin ; il peut contenir du mercaptol.

En chauffant 1 gramme du produit avec 10 grammes d'eau, les vapeurs entraînent et rendent perceptible à l'odorat la moindre trace de mercaptol.

La solution aqueuse du sulfonal, saturée à $+$ 15°, doit rester sans action, pendant une heure, sur une solution à $\frac{1}{100}$ de permanganate de potassium.

Cette solution aqueuse ne doit précipiter ni par l'azotate d'argent, ni par l'azotate de baryte, ni par le sulfate d'ammoniaque.

Si le sulfonal contenait des matières minérales, il ne serait pas volatil sans résidu.

Usages. — Le sulfonal est employé, à l'intérieur, comme hypnotique et calmant de l'excitabilité cérébrale ; il réussit surtout sur les sujets nerveux. On l'a considéré comme inoffensif, mais d'après G. Sée son emploi ne serait pas toujours exempt de dangers. En effet, ce médecin a observé, à la suite de l'ingestion de ce médicament, des palpitations, de l'ataxie, des éruptions et même un cas de mort, chez une jeune femme qui avait pris deux doses de 0 gr. 90 de sulfonal.

Dose : 2 à 3 grammes par jour ; la dose moyenne varie de 0 gr. 75 à 1 gramme chez les adultes. D'après beaucoup de médecins, la dose de 1 gramme doit rarement être dépassée.

Le sulfonal s'administre en cachets ou en suspension dans l'eau ; il doit être finement pulvérisé et, à la suite de son ingestion, il est bon de faire prendre une boisson chaude.

TRIONAL

DIÉTHYLSULFONE-MÉTHYLÉTHYL-MÉTHANE

$$\begin{matrix} C^2H^5 \\ CH^3 \end{matrix}\!\!> C <\!\!\begin{matrix} SO^2\text{-}C^2H^5 \\ SO^2\text{-}C^2H^5 \end{matrix}$$

Préparation. — On obtient le trional comme le sulfonal ; mais on remplace l'acétone ordinaire, ou propanone, par la butanone :

$$CH^3\text{-}CH^2\text{-}CO\text{-}CH^3 \quad \text{ou} \quad C^2H^5\text{-}CO\text{-}CH^3$$

On a donc :

$$(1^\circ)\ \begin{matrix} C^2H^5 \\ CH^3 \end{matrix}\!\!> CO + 2\,(C^2H^5\text{-}SH) = \begin{matrix} C^2H^5 \\ CH^3 \end{matrix}\!\!> C <\!\!\begin{matrix} S\text{-}C^2H^5 \\ S\text{-}C^2H^5 \end{matrix} + H^2O$$

Butanone　　Mercaptan　　　　Mercaptol butylique

$$(2^\circ)\ \begin{matrix} C^2H^5 \\ CH^3 \end{matrix}\!\!> C <\!\!\begin{matrix} SC^2H^5 \\ SC^2H^5 \end{matrix} + 2O^2 = \begin{matrix} C^2H^5 \\ CH^3 \end{matrix}\!\!> C <\!\!\begin{matrix} SO^2C^2H^5 \\ SO^2C^2H^5 \end{matrix}$$

Trional.

Propriétés. — Le trional est en cristaux formés de tables prismatiques brillantes ; sa saveur est amère ; il fond à 76°.

Il est soluble dans 320 parties d'eau froide ; plus soluble dans l'eau chaude ; plus soluble encore dans l'alcool et l'éther.

La solution aqueuse du trional, évaporée et refroidie, l'abandonne sous forme d'un corps huileux susceptible de rester longtemps en surfusion (différence avec le sulfonal). Le sulfonal, au contraire, cristallise facilement par le refroidissement de ses solutions dans l'eau bouillante.

Usages. — Le trional a des propriétés thérapeutiques analogues à celles du sulfonal.

Le trional, ainsi que nous l'avons dit, diffère chimiquement du sulfonal par la substitution d'un groupe éthyle à un groupe méthyle. Aussi, conformément aux idées émises dans ces derniers temps, Baumann et Karl croyaient-ils que, en raison même de cette substitution, l'action hypnotique du trional devait être plus grande que celle du sulfonal. Mais l'expérimentation clinique n'a pas vérifié cette prévision.

Barth et Rumpel le prescrivent, ainsi que le tétronal, pour remplacer le sulfonal, quand ce médicament, par suite de l'accoutumance des malades, est devenu inefficace.

SELS DE BISMUTH

BENZOATE BASIQUE DE BISMUTH

$$C^6H^5\text{-}CO^2\text{-}Bi\,(OH)^2$$

Au bismuth, élément trivalent, doit correspondre l'hydrate

$$Bi\,(OH)^3$$

C'est sans doute lui qui se produit quand on précipite un sel de bismuth par un alcali, mais par la dessication, il perd H^2O et l'oxyde blanc qu'on obtient a pour formule :

$$Bi\diagdown\begin{matrix} O \\ OH \end{matrix}$$

Ce dernier corps est donc le premier anhydride de l'hydrate hypothétique, non encore isolé $Bi(OH)^3$.

Le supplément du Codex dit de préparer l'hydrate de bismuth comme il suit :

Azotate neutre de bismuth du Codex	100 grammes	
Eau distillée contenant par litre 130		
grammes d'acide azotique officinal	1.000	—
Ammoniaque	Q. S.	

« Dissolvez l'azotate de bismuth dans l'eau acidulée. Précipitez par l'ammoniaque en léger excès et laissez quelque temps en contact pour décomposer les soussels qui auraient pu se former. Lavez ensuite l'oxyde par décantation, avec de l'*eau froide*, jusqu'à ce que cette eau de lavage ne contienne plus d'azotate et ne donne plus de résidu sensible par l'évaporation. »

Il faut bien se garder de faire les lavages à l'eau bouillante, car l'hydrate $Bi\diagup_{OH}^{O}$ se transformerait en oxyde anhydre Bi^2O^3.

$$2\ Bi\ HO^2 = Bi^2O^3 + H^2O$$

Bien que l'hydrate $Bi(OH)^3$ ne soit pas connu à l'état libre, nous pouvons chercher les divers sels qu'il peut donner avec un acide monobasique tel que l'acide benzoïque $C^6H^5.CO^2H$.

En substituant successivement 1-2-3 résidus d'acide $C^6H^5.CO^2$ à 1-2-3 oxhydryles, nous obtiendrons :

1° $C^6H^5.CO^2-Bi(OH)^2$ ou $C^6H^5.CO^2(BiO) + H^2O$.
2° $(C^6H^5.CO^2)^2=Bi(OH)$.
3° $(C^6H^5.CO^2)^3\equiv Bi$ (Benzoate neutre.)

Nous pouvons encore concevoir l'existence du benzoate de bismuthyle anhydre, provenant de la deshydratation du premier sel :

4° $C^6H^5.CO^2(BiO)$.

En tout quatre sels différents.

C'est le benzotate de formule $C^6H^5-CO^2-Bi(OH)^2$ (benzotate de bismuthyle hydraté) qui parait répondre au benzoate basique du Codex.

Cette formule correspond à 64,1 0/0 d'oxyde de bismuth anhydre.

Préparation. — 1° *Codex*. On le prépare comme le salicylate de bismuth (voir page 27), en chauffant ensemble 100 p. d'acide benzoïque avec Q. S. d'hydrate de bismuth correspondant à environ 175 p. d'oxyde anhydre.

On prend un certain poids d'hydrate de bismuth, qu'on dessèche et qu'on calcine sans le fondre dans un creuset en porcelaine taré. L'augmentation de poids du creuset refroidi donne celui de l'oxyde anhydre correspondant à celui de l'hydrate contenu dans la prise d'essai.

L'essai précédent permet de calculer le poids du précipité représentant 175 grammes d'oxyde anhydre.

Le benzoate de bismuth se forme d'après l'équation :

$$C^6H^5\text{-}CO^2H + BiHO^2 = C^6H^5.CO^2\text{-}Bi\,(OH)^2$$

2° D'après Vigier, on peut encore préparer le benzoate de bismuth médicinal en versant une solution de benzoate de sodium dans une solution glycérinée d'azotate neutre de bismuth.

Par double échange, il se produit du benzoate neutre de bismuth insoluble, qu'on lave à l'eau chaude.

Sous l'influence de l'eau, le sel neutre se décompose en benzoate basique et en acide benzoïque libre.

1re Phase

$$3\,C^6H^5.CO^2Na + (AzO^3)^3Bi = (C^6H^3.CO^2)^3 \equiv Bi + 3\,AzO^3Na$$

Benzoate de sodium   Benzoate neutre
de bismuth

2me Phase

$$(C^6H^5.CO^2)^3 \equiv Bi + 2\,H^2O = C^6H^5.CO^2\text{-}Bi(OH)^2 + 2\,C^6H^5.CO^2H$$

Benzoate basique   Acide benzoïque
de bismuth

Propriétés. — Poudre blanche, acide au tournesol quand on l'humecte d'eau, sans saveur, à peu près insoluble dans l'eau.

Essai. — Traité par les acides minéraux en excès, il se décompose en donnant un sel de bismuth soluble et de l'acide benzoïque qui se dépose.

Les alcalis dissolvent, au contraire, l'acide benzoïque, tandis qu'il reste de l'oxyde de bismuth insoluble.

Par la calcination, il fournit, d'après le *Codex*, 64 à 65 °/₀ d'oxyde de bismuth anhydre, poids qui correspond bien à la formule que nous avons adoptée.

Pour opérer cette calcination, on pèse 1 gramme de sel dans une capsule tarée ; on le mélange exactement à 2 grammes d'azotate ammonique dissous dans un peu d'eau. On fait sécher et on calcine ; il reste de l'oxyde Bi^2O^3 ; l'augmentation de poids de la capsule donne le poids de cet oxyde.

Usages. — Le benzoate de bismuth est employé, comme antiseptique intestinal et antidiarrhéique, aux mêmes doses que le salicylate de bismuth.

On devrait, d'après Vigier, le préférer au salicylate, car ce dernier sel, en se décomposant sous l'influence du suc gastrique, donne de l'acide salicylique libre, qui irrite les muqueuses.

Quant au benzoate, il posséderait, selon cet auteur, la même valeur antiseptique que le salicylate, tout en ne présentant pas l'inconvénient que nous venons de signaler.

SALICYLATES DE BISMUTH

Le nombre et la composition des salicylates de bismuth, malgré les nombreux travaux dont ils ont été l'objet, sont encore très controversés ; certains chimistes en admettent deux; les autres quatre; d'autres encore un nombre presque indéfini; Garnaud, enfin, n'en admet qu'un, celui que nous désignerons plus tard sous le nom de salicylate de bismuthyle (1).

L'acide salicylique étant un acide phénol peut donner avec le bismuth, métal triatomique, deux sels : l'un dérivé de la fonction acide, c'est le *salicylate normal;* l'autre, dérivé à la fois de la fonction acide et de la fonction phénolique, le *salicylate basique,* appelé encore *salicylate neutre.*

$$\left(C^6H^4 <^{CO^2}_{OH}\right)^3 Bi \qquad\qquad \left(C^6H^4 <^{CO^2}_{O}\right)^3 Bi^2$$

Salicylate normal de bismuth   Salicylate basique

Ce n'est pas tout, la théorie permet de prévoir d'autres salicylates normaux et basiques, résultant de la substitution du radical acide $\left(C^6H^4 <^{CO^2}_{OH}\right)'$ à 1-2-3 oxhydryles de l'hydrate de bismuth $Bi\,(OH)^3$, ou encore de la substitution de $\left(C^6H^4 <^{CO^2}_{O}\right)''$ bivalent à deux oxhydryles, etc.

Nous nous contenterons de signaler le salicylate suivant qui résulte de la première de ces substitutions :

$$C^6H^4 <^{CO^2\text{-}Bi\,(OH)^2}_{OH}$$

Salicylate de bismuth hydraté

Du reste, on admet l'existence du radical bismuthyle, monovalent $(Bi = O)'$ dans le sous-nitrate de bismuth.

Ce radical, en se substituant, séparément ou simul-

---

(1) *Répertoire de Pharmacie,* 1891, p. 368, et *Union Pharmaceutique,* 1891, p. 107.

tanément, à l'hydrogène des fonctions acide et phénol
doit donner deux salicylates de bismuthyle :

$$1° \quad C^6H^4\!\!<^{CO^2(BiO)}_{OH} \qquad\qquad 2° \quad C^6H^4\!\!<^{CO^2(BiO)}_{O(BiO)}$$

Salicylate de bismuthyle
normal (anhydre)

Salicylate de bismuthyle
basique

Ces sels peuvent encore porter les noms de sous-
salicylate de bismuth normal et de sous-salicylate de
bismuth basique, car ils doivent se produire dans
l'action de l'eau sur les salicylates de bismuth, comme
le sous-nitrate résulte de la décomposition du nitrate
neutre par l'eau. Les phénomènes, en effet, sont les
mêmes dans les deux cas : formation d'un sel basique et
mise en liberté d'une quantité correspondante d'acide.

Il est très difficile d'obtenir les salicylates de bismuthyle répondant aux formules précédentes, en traitant
par l'eau les salicylates de bismuth correspondants ; c'est
qu'en effet les salicylates de bismuthyle se transforment
en sels encore plus basiques, sous l'influence de l'eau
employée en excès. Jaillet a reconnu que l'action
prolongée de l'eau froide, employée jusqu'à ce que les
eaux de lavage ne donnent plus de coloration avec
le chlorure·ferrique, finit par transformer le salicylate
normal (salicylate neutre des auteurs, nommé improprement salicylate acide par Jaillet), en un produit
jaunâtre plus riche en bismuth que lui.

Schmitt (1) a obtenu le même sel auquel il attribue
la formule irrationnelle suivante :

$$\left(C^6H^4\!\!<^{OH}_{CO^2H(BiO)} + BiO(OH) \right)$$

---

(1) *Pharmaceutical Chem.*, t. II, p. 890, 1889, et *Bulletin de la Société
de Pharmacie de Bordeaux*, 1894, p. 148.

Nous savons bien que certains chimistes n'admettent
pas la formation de véritables sels dérivés de la fonction
phénolique, qu'ils considèrent les phénates comme des
composés de phénols avec les bases hydratées, par
simple juxtaposition des molécules. Ils se basent, pour
établir leur opinion, sur l'instabilité des phénates que
l'acide carbonique même décompose ; cette instabilité
est surtout remarquable pour les phénates métalliques.

Mais il n'en est pas de même pour les salicylates
basiques ; l'existence de sels de cette espèce est indiscutable. Nous avons, en effet, montré qu'il existe des
salicylates basiques de mercure bien définis. Enfin, si les
salicylates de bismuth sont instables, si l'action prolongée de l'eau les convertit en sels de plus en plus
basiques, cette instabilité se remarque dans tous les
sels de bismuth, même à acides minéraux.

La chaleur facilite la décomposition des salicylates
par l'eau ; elle peut même décomposer les salicylates
secs, bien que plus lentement. C'est un fait que
Thalbuis a constaté (1) ; chauffant du salicylate de bismuth, il a vu de l'acide salicylique se séparer nettement.

En résumé, on doit admettre que, conformément à la
théorie, il existe plusieurs salicylates de bismuth,
mais que, sous l'influence de l'eau ou de la chaleur, ou,
plus facilement encore, sous celle de ces deux causes
réunies, les salicylates de bismuth se décomposent en
acide libre et salicylates plus basiques.

L'action de l'eau peut être représentée ainsi :

$$\left(C^6H^4\!\!<^{CO^2}_{OH}\right)^3 Bi + H^2O = C^6H^4\!\!<^{CO^2(BiO)}_{OH} + \left(2\,C^6H^4\!\!<^{CO^2H}_{OH}\right)$$

Salicylate de bismuth
normal   Salicylate de
bismuthyle normal

(1) *Recherches sur les salicylates de bismuth*, par F. Thalbuis,
Moniteur scientifique, Janvier 1895, p. 16.

$$\left(C^6H^4\!<\!{}^{CO^2}_{O}\right)^3 Bi^2 + 2\,H^2O = C^6H^4\!<\!{}^{CO^2(BiO)}_{O\ (BiO)} + 2\left(C^6H^4\!<\!{}^{CO^2H}_{OH}\right)$$

Salicylate de bismuth
basique   Salicylate de
bismuthyle basique

L'action de la chaleur seule sur le salicylate de bismu-thyle normal peut être représentée par l'équation :

$$2\left(C^6H^4\!<\!{}^{CO^2(BiO)}_{OH}\right) = C^6H^4\!<\!{}^{CO^2(BiO)}_{O(BiO)} + C^6H^4\!<\!{}^{CO^2H}_{OH}$$

Salicylate de bismuthyle
normal   Salicylate de
bismuthyle basique

Nous ne multiplierons pas les équations qu'il est facile d'imaginer ; nous nous bornerons aux précédentes qui sont les plus probables.

Il semble que le salicylate de bismuthyle basique jaune, obtenu par Jaillet, Schmitt, Thalbuis, etc., soit, sinon le terme de la décomposition des salicylates de bismuth, du moins la combinaison qui résiste le mieux à l'action décomposante de l'eau froide.

L'alcool, l'éther, le chloroforme, la benzine, la glycé-rine décomposent, plus facilement que l'eau, les salicy-lates de bismuth ; selon Dupuy, ces dissolvants leur enlèveraient tout leur acide, et il ne resterait que Bi^2O^3. Cette décomposition plus profonde serait due à ce qu'ils dissolvent, mieux que l'eau, l'acide salicylique. Il en est de même pour l'eau sucrée qui décompose d'autant mieux les salicylates qu'elle contient plus de sucre (Thalbuis).

Préparation des Salicylates de bismuth. — Ces sels étant insolubles, on peut les obtenir en précipitant un sel de bismuth soluble par le salicylate de soude correspon-dant au salicylate de bismuth que l'on veut obtenir. Pour avoir le sel de bismuth normal, on prend le salicylate normal de sodium $C^6H^4\!<\!{}^{CO^2Na}_{OH}$ qui est celui du *Codex :*

$$3\,C^6H^4\!\!<\!\!{}^{CO^2Na}_{OH} + (AzO^3)^3Bi = \left(C^6H^4\!\!<\!\!{}^{CO^2}_{OH}\right)^3 Bi + 3\,AzO^3Na$$

Salicylate normal.

Le salicylate normal de bismuth correspond à l'union de trois molécules d'acide avec $\frac{1}{2}$ molécule de Bi^2O^3, c'est-à-dire à six molécules d'acide, et à une molécule de Bi^2O^3 :

$$6\,C^6H^4\!\!<\!\!{}^{CO^2H}_{OH} + Bi^2O^3 = 2\left[\left(C^6H^4\!\!<\!\!{}^{CO^2}_{OH}\right)^3 Bi\right] + 3\,H^2O$$

Pour avoir le salicylate de bismuth basique, on prend le salicylate de sodium basique :

$$3\,C^6H^4\!\!<\!\!{}^{CO^2Na}_{ONa} + 2(AzO^3)^3Bi = \left(C^6H^4\!\!<\!\!{}^{CO^2}_{O}\right)^3 Bi^2 + 6\,AzO^3Na$$

Salicylate basique

Ce sel correspond à la combinaison de trois molécules d'acide avec un molécule de Bi^2O^3.

Dans la pratique, la préparation des salicylates présente de grandes difficultés.

Les sels de bismuth solubles sont dissociés par l'eau en acide libre et sel plus basique qui se précipite; ce sel se mélange au salicylate que l'on veut obtenir. On évite, il est vrai, cette dissociation en opérant la dissolution dans l'eau convenablement acidulée; mais alors l'acide libre décompose les salicylates et met de l'acide salicylique en liberté. Pour éviter ce second inconvénient, on emploie la quantité d'acide strictement nécessaire afin d'empêcher la précipitation du sel de bismuth soluble par l'eau, c'est-à-dire pour obtenir une solution se rapprochant le plus possible de la neutralité chimique. Supposons cette condition remplie; si l'on ajoute le salicylate alcalin en solution aqueuse, ce sel fera la double décomposition avec le sel de bismuth;

mais, en même temps, l'eau produira la dissociation du sel de bismuth dissous et celle du salicylate de bismuth formé, et nous retomberons dans les inconvénients précédents. De là une seconde obligation : opérer en liqueurs aussi concentrées que possible. Enfin, il faut éviter les lavages prolongés puisque l'eau décompose le salicylate de bismuth.

Toutes ces conditions se trouvent réalisées dans le procédé suivant donné par Thalbuis pour la préparation du salicylate de bismuth normal et que nous reproduisons à titre d'exemple :

On prend $31^{gr},60$ $\left(\frac{1}{10}\right.$ du poids moléculaire) de chlorure de bismuth et 48^{gr} de salicylate de soude $\left(\frac{3}{10}\right.$ du poids moléculaire de $C^6H^4{\displaystyle <^{CO^2Na}_{OH}}\Big)$

On commence par neutraliser, autant que possible, le chlorure; pour cela, on le réduit en poudre fine et on lui ajoute lentement et avec précaution de l'eau en facilitant la dissolution par agitation ; on chauffe au besoin au bain-marie; on continue l'addition d'eau jusqu'à production d'un louche très léger. Si le précipité est trop abondant, on le redissout dans un léger excès d'acide que l'on sature avec du carbonate de bismuth. On détermine bien exactement la quantité de ce sel qu'on a ajouté, en tenant compte évidemment de l'excès qu'on aura mis et qui restera sur le filtre, de manière à connaître exactement le poids du chlorure. Après la neutralisation de la liqueur, on filtre, et on en prend un volume correspondant à $31^{gr},60$ de chlorure. Ensuite, on met la solution dans une capsule, on l'additionne peu à peu du salicylate de sodium, en mélangeant bien exactement, de manière à faire une pâte homogène. La masse, d'abord très épaisse, devient plus liquide; on laisse ainsi en contact pendant vingt-quatre heures, en agitant de temps en temps. On reprend par de l'eau distillée froide (2 litres), on délaie bien, on laisse en contact pendant dix minutes environ, puis on jette sur un filtre et l'on essore ou l'on exprime fortement le précipité, que l'on fait sécher à l'abri de la lumière :

$$BiCl^3 + 3\,C^6H^4{<}{{CO^2Na}\atop{OH}} = 3\,NaCl + \left(C^6H^4{<}{{CO^2}\atop{OH}}\right)^3 Bi$$

Pour préparer le salicylate de bismuth basique, le procédé donné par Thalbuis revient à faire réagir l'acide salicylique sur l'oxyde de bismuth. A une solution de chlorure de bismuth chimiquement neutre, dans l'eau saturée de sel marin, il ajoute un mélange de salicylate de sodium et de soude caustique dissous dans l'eau également saturée de sel marin. Les proportions de chlorure de bismuth, de salicylate alcalin et de soude sont prises dans le rapport suivant lequel ils réagissent. On a :

$$3C^6H^4{<}{{CO^2Na}\atop{OH}} + 2BiCl^3 + 3NaOH = \left(C^6H^4{<}{{CO^2}\atop{O}}\right)^3 Bi + 6NaCl + 3H^2O$$

L'emploi de l'eau salée, comme véhicule des solutions, a été indiqué par Causse pour prévenir la dissociation des sels ; dans le même but, Dupuy propose le chlorure d'ammonium.

Préparation des salicylates de bismuthyle.—On les obtient en faisant réagir l'acide salicylique sur des proportions convenables d'oxyde de bismuth ; nous allons voir que l'un de ces sels est le salicylate officinal que nous étudierons avec quelques détails.

Tableaux comparatifs de la composition des salicylates de bismuth. — Dans le premier tableau, nous donnons la composition des salicylates de bismuth et des salicylates

de bismuthyle, leurs poids atomiques et les quantités
d'oxyde de bismuth et d'acide qui s'y trouvent combinées.
Ce sont aussi ces derniers nombres que fournit l'analyse ;
mais les quantités d'oxyde de bismuth et d'acide salicylique réunies donnent un nombre supérieur aux poids
moléculaires des salicylates, la différence représentant
l'eau éliminée.

FORMULES	POIDS moléculaire	COMPOSITION	
		Bi^2O^3	$C^7H^6O^3$
$\left(C^6H^4{<}^{CO^2}_{OH}\right)^3 Bi$ Salicylate de bismuth normal	621	1/2 molécule = 234	3 molécules = 414
$\left(C^6H^4{<}^{CO^2}_{OH}\right)^3 Bi^2$ Salicylate de bismuth basique	828	1 molécule = 468	3 molécules = 414
$C^6H^4{<}^{CO^2(BiO)}_{OH}$ Salicylate de bismuthyle normal anhydre	363	1/2 molécule = 234	1 molécule = 138
$C^6H^4{<}^{CO^2Bi(OH)^2}_{OH}$ Salicylate de bismuthyle hydraté	381	1/2 molécule = 234	1 molécule = 138
$C^6H^4{<}^{CO^2(BiO)}_{O(BiO)}$ Salicylate de bismuthyle basique	588	1 molécule = 468	1 molécule = 138

Le second tableau donne les quantités de bismuth et d'acide salicyliques fournies par l'analyse de cent parties de chaque sel. Il est clair, qu'ici encore, la somme de ces quantités, pour chaque sel, est supérieure à 100, excepté pour le quatrième que nous supposons contenir de l'eau de constitution. Si nous faisons cette remarque, qui peut paraître banale, c'est que plusieurs chimistes, qui ont analysé les salicylates de bismuth, donnant leur composition en centièmes, indiquent des poids d'acide et d'oxyde qui, réunis, forment exactement 100; il y a là une erreur incompréhensible.

	Acide $C^7H^6O^3$	Bi^2O^3
100 gr. de salicylate normal de bismuth	66.66	37.68
— — basique..........	50	56.52
— — normal de bismuthyle..........	38.01	64.46
— — normal de bismuthyle hydraté....	36.22	61.44
— — basique de bismuthyle..........	56.52	79.59

Le salicylate de bismuth officinal devant fournir, d'après le *Codex*, 61 °/₀ d'oxyde, nous voyons que le sel qui s'en rapproche le plus est le salicylate de bismuthyle normal hydraté.

SALICYLATE DE BISMUTH BASIQUE
DU *CODEX*

SALICYLATE DE BISMUTH NORMAL HYDRATÉ

$$C^6H^4{<}^{CO^2\text{-}Bi(OH)^2}_{OH} \ ou \ C^6H^4{<}^{CO^2(BiO)}_{OH} + H^2O$$

Préparation. — PROCÉDÉ DU *Codex* :

> *Pr.* Acide salicylique.............. 100 gr.
> Oxyde de bismuth hydraté..... Q S.
> (Correspondant à 150 gr. d'oxyde anhydre Bi^2O^3)

On place dans une capsule l'acide délayé dans un litre d'eau distillée et on ajoute l'oxyde de bismuth. On chauffe, en remuant, sans aller à l'ébullition. On emploie un léger excès d'acide salicylique, de manière à conserver finalement la liqueur acide. On laisse refroidir; on recueille le précipité sur une toile, et on le lave à froid, à plusieurs eaux, sans prolonger le contact, afin d'éviter la décomposition du produit.

On dessèche enfin le salicylate basique à une température ne dépassant pas 80°.

$$C^6H^4{<}^{CO^2H}_{OH} + Bi(OH)^3 = C^6H^4{<}^{CO^2(BiO)}_{OH} + 2\,H^2O$$

Cette formule revient à :

$$2\,C^6H^4{<}^{CO^2H}_{OH} + Bi^2O^3 = 2\,C^6H^4{<}^{CO^2(BiO)}_{OH} + H^2O$$

C'est-à-dire à la combinaison de un molécule d'acide avec $\frac{1}{2}$ molécule de Bi^2O^3, comme nous l'avons dit dans notre tableau.

2° Procédé de Causse. — (Cité par Thalbuis).

On dissout 35 gr. d'oxyde de bismuth dans 40ᶜᶜ d'acide chlorhydrique concentré ; cette solution est mélangée avec 500ᶜᶜ d'une solution saturée de sel marin. On procède ensuite à la neutralisation de l'acide libre en introduisant dans la liqueur autant d'oxyde ou de carbonate de bismuth qu'elle peut en absorber, ou bien en y versant une solution saturée de carbonate de sodium et de chlorure de sodium jusqu'à ce que le précipité refuse de se dissoudre. D'autre part, dans 500ᶜᶜ de la solution du chlorure de sodium, on introduit 9 gr. de soude caustique et 22 gr. de salicylate de sodium ; on filtre et on fait couler cette solution dans la précédente. Le salicylate de bismuth se précipite d'après l'équation :

$$C^6H^4 \left\langle {CO^2Na \atop OH} \right. + BiCl^3 + 2\,NaOH = C^6H^4 \left\langle {CO^2(BiO) \atop OH} \right. + 3\,NaCl + H^2O$$

Cette réaction revient donc à celle du *Codex ;* mais, comme les corps sont à l'état naissant, ils se combinent sans qu'il soit nécessaire de chauffer.

Quand le dépôt est réuni, l'eau mère est décantée et le sel lavé à l'eau acidulée par quelques gouttes d'acide nitrique jusqu'à ce que l'eau de lavage soit incolore. Le salicylate de bismuth, légèrement teinté en rouge, perd cette coloration ; en même temps, il devient cristallin dans toutes ses parties.

D'après l'auteur, il contiendrait une molécule d'eau de cristallisation et sa formule serait :

$$C^6H^4 \left\langle {CO^2(BiO) \atop OH} \right. + H^2O$$

Comme nous l'avons dit, le chlorure de sodium est

employé dans le but d'empêcher la dissociation des sels de bismuth par l'eau.

Propriétés. — Le sel du *Codex* est une poudre blanche, inodore, à peine soluble dans l'eau, soluble dans les acides chlorhydrique et azotique avec séparation d'acide salicylique.

Essai. — Les salicylates de bismuth ne correspondent pas tous au sel du *Codex;* ils possèdent souvent une composition très différente. Cette différence s'explique par les proportions des corps que l'on a fait réagir, proportions qui ne sont pas toujours les mêmes , par le mode de préparation qui est variable ; par l'altération des salicylates sous l'influence de l'eau et de la chaleur.

Thalbuis a trouvé des sels renfermant depuis 6,5 jusqu'à 39,4 % d'acide salicylique ; quelques-uns étaient mélangés de sous-nitrate de bismuth. Barthe en a analysé qui avaient une composition plus constante : de 31,05 à 37,1 % d'acide salicylique (1).

Pour essayer le salicylate de bismuth, on dose l'oxyde de bismuth et l'acide salicylique.

On dose l'oxyde, en opérant comme pour le benzoate de bismuth (Voir page 17).

Pour doser l'acide salicylique, on fait bouillir 1 gr. de sel avec un excès de carbonate de sodium, pendant une demi-heure; on filtre, on lave le précipité avec de l'eau bouillante jusqu'à ce que l'eau de lavage, acidulée par l'acide chlorydrique, ne donne plus de coloration violette par une solution étendue de chlorure ferrique. On concentre le liquide filtré réuni à l'eau de lavage ; on

(1) *Bulletin de la Société de Pharmacie de Bordeaux*, mai 1894, page 147.

laisse refroidir la liqueur et on lui ajoute un léger excès d'acide sulfurique à $\frac{1}{10}$, qui précipite l'acide salicylique ; on agite le mélange avec de l'éther à 66° qui enlève cet acide ; on décante l'éther, on agite avec une nouvelle quantité de ce dissolvant et, au besoin, avec une troisième, en un mot jusqu'à ce qu'un peu de l'éther décanté ne laisse plus aucun résidu par l'évaporation.

Les solutions éthérées sont reçues dans une capsule tarée ; on laisse évaporer spontanément, on dessèche à l'étuve à 60-70°, jusqu'à ce que le poids de la capsule ne varie plus. L'augmentation de poids de cette capsule donne celui de l'acide salicylique.

La solution aqueuse d'où l'acide salicylique a été précipité sert à la recherche de l'acide azotique. Pour cela, on la chauffe avec du cuivre ; s'il y a de l'acide nitrique, il se dégage des vapeurs rutilantes ; ou bien on en verse quelques gouttes sur un mélange de sulfate ferreux et d'acide sulfurique ; la présence de l'acide nitrique se manifeste par l'apparition d'une coloration violette ou brune, selon sa proportion. On peut aussi neutraliser la liqueur acide et l'évaporer à sec ; le résidu est traité par le réactif sulfophénique puis dissous dans un peu d'eau. Si l'on sursature la liqueur avec de l'ammoniaque, l'apparition d'une coloration jaune plus ou moins foncée sera la preuve de la présence d'une quantité plus ou moins grande d'acide nitrique.

Dans la liqueur séparée de l'acide salicylique, on pourra d'ailleurs doser l'acide nitrique par le procédé Pelouze ; on opérera sur une partie de cette liqueur correspondant à une quantité connue du salicylate de bismuth.

Pour rechercher l'acide azotique, on pourrait encore employer la diphénylamine comme il sera dit à l'essai du gallate de bismuth (Voir page 37).

Usages. — Le salicylate de bismuth se décompose facilement dans l'estomac ; l'acide chlorhydrique met de l'acide salicylique en liberté et forme du chlorure de bismuth. C'est donc, par suite de cette réaction, un succédané de l'acide salicylique ; à ce titre, il a été préconisé, comme antiseptique et antithermique dans la fièvre typhoïde et certaines affections stomacales.

Il est fréquemment employé comme succédané du sous-nitrate de bismuth, dont il posséderait la propriété absorbante ; à cette propriété, s'il la possède réellement, il joint l'action antiseptique propre à l'acide salicylique. A ce double point de vue, il nous paraît inférieur au sous-nitrate, médicament mieux défini et plus stable, dont le pouvoir absorbant est incontestable, et qui est un bactéricide puissant (Duclaux) par l'acide nitrique que l'hydrogène sulfuré de l'intestin met en liberté.

Enfin, l'acide salicylique est souvent mal supporté par les malades qui, à la suite de son ingestion, accusent des troubles variés : vertiges, bourdonnements d'oreilles, etc. Il paralyse l'action des ferments de l'estomac et, par conséquent, trouble la digestion. On sait, du reste, que son emploi est contre-indiqué dans beaucoup de cas : dyspepsies, affections rénales, vieillesse, athérome, grossesse, affections nerveuses.

Les mêmes contre-indications s'appliquent évidemment au salicylate de bismuth. Le salicylate de bismuth qui contient un excès d'acide doit être rejeté par le pharmacien, pour les motifs que nous venons d'exposer ; un tel produit présente encore un autre inconvénient ; si on le prescrit en cachets associé à du carbonate de chaux ou à du bicarbonate de soude, il se produit une vive effervescence lorsque le malade plonge ces cachets dans l'eau ; ils se rompent et la matière est projetée.

A l'extérieur, on emploie le salicylate de bismuth pour le pansement des plaies.

A l'intérieur, on l'administre à la dose de 1 à 6 gr. par jour ; on l'associe souvent au salol, à l'acide borique, à la craie, au bicarbonate de soude, au naphtol.

GALLATE BASIQUE DE BISMUTH

DERMATOL

L'acide gallique est un acide triphénolique ; il a pour formule :

$$C^6H^2 \begin{cases} CO^2H \\ OH \\ OH \\ OH \end{cases}$$

On l'obtient synthétiquement en décomposant l'acide diiodosalicylique (diiodo - orthoxybenzoïque) par la potasse :

$$C^6H^2I^2 \Big\langle {CO^2H \atop OH} + 2\,KOH = C^6H^2 \begin{cases} CO^2H \\ OH \\ OH \\ OH \end{cases} + 2\,KI$$

Le raisonnement qui nous a servi à établir la constitution des salicylates de bismuth, nous montre qu'il doit exister plusieurs gallates de bismuth :

1° Le gallate normal de bismuth $\left(C^6H^2 {\textstyle {CO^2 \atop OH}} \right)^3 Bi$;

2° Des gallates de bismuth plus ou moins basiques

selon le nombre des fonctions phénoliques contribuant, avec la fonction acide, à la formation des sels ;

3° Des gallates de bismuthyle plus ou moins basiques ;

4° Des gallates résultant de la substitution de $Bi(OH)^2$ monovalent à l'hydrogène du carboxyle seul ou à cet hydrogène et à celui de 1, 2, 3 atomes d'hydrogène de OH phénolique.

On pourrait aussi considérer le reste bivalent $Bi(OH)$ et les sels qu'il peut engendrer en se combinant à l'acide gallique. On voit combien sont nombreux les gallates de bismuth que la théorie permet de prévoir.

Le produit connu sous le nom de *dermatol* a été obtenu et décrit pour la première fois par B. Fischer (1). Ce chimiste le prépare en ajoutant une solution d'acide gallique à une solution de nitrate de bismuth cristallisé dans l'eau acidulée par l'acide acétique. Il se forme un précipité de sous-gallate de bismuth qu'on lave, jusqu'à ce que l'eau de lavage ne soit plus acide, et qu'on sèche à 100°.

Fischer attribue à son dermatol, produit amorphe, jaune safran, la formule :

$$C^6H^2 \begin{cases} -CO^2Bi \big< {}^{OH}_{OH} \\ -OH \\ -OH \\ -OH \end{cases}$$

Causse (2) a réussi à préparer un sous-gallate de bismuth cristallisé et, par conséquent, d'une composition bien définie. Nous donnerons plus loin sa préparation ; pour le moment, nous nous occuperons seule-

---

(1) *Pharmaceutical Zeitung*, 1891.
(2) *Comptes rendus de l'Académie des Sciences*, 24 juillet 1893.

ment de sa composition et des principales expériences que Causse a faites pour l'établir.

Desséché à 100°, il perd environ 9 % d'eau, ce qui correspond à un hydrate à deux molécules d'eau de cristallisation ; sa composition répond à la formule brute $C^7H^3O^5Bi.2H^2O$.

La couleur jaune citron du sel a fait supposer à Causse que la fonction acide et une partie des fonctions phénoliques de l'acide gallique contribuaient à la formation du sel. Pour vérifier l'exactitude de son hypothèse, il a fait les expériences suivantes :

Il prend le pyrogallol $C^6H^3{\equiv}(OH)^3$, phénol triatomique qui ne diffère de l'acide gallique que par CO^2 en moins, et prépare avec lui le pyrogallate de bismuth

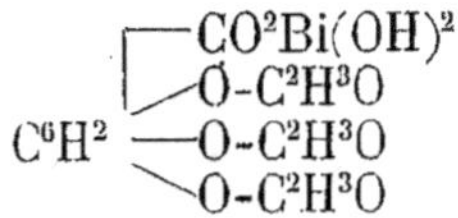

d'oxyde de bismuth sur une solution également acétique de pyrogallol.

Le sel obtenu est *jaune* et cristallisé.

D'autre part, Causse prend l'acide triacétylgallique, représentant de l'acide gallique dont les trois fonctions phénoliques sont éthérifiées et dont la fonction acide disponible peut seule former des sels. Cet acide triacétylgallique, dissous dans l'acide acétique, donne avec une solution acétique d'oxyde de bismuth, un précipité *blanc* de triacétylgallate de bismuth ;

$$C^6H^2 \begin{cases} CO^2Bi(OH)^2 \\ O\text{-}C^2H^3O \\ O\text{-}C^2H^3O \\ O\text{-}C^2H^3O \end{cases}$$

Nous ne pouvons nous étendre davantage sur les expériences de Causse ; celles que nous venons d'exposer montrent bien que, dans le sous-gallate de bismuth, une partie des fonctions phénoliques concourt avec l'hydrogène de CO_2H, à sa formation.

C'est ainsi que Causse fut amené à donner à ce sel la formule de constitution.

$$C^6H^2 \begin{cases} CO^2 \\ O \\ O \\ OH \end{cases} Bi.\ 2\,H^2O$$

Cette formule théorique et celle de Fischer donnent d'ailleurs, la même formule brute :

$$C^7H^3O^5Bi.\ 2\,H^2O$$

Préparation. — Procédé Fischer, adopté par le *Codex*.

Nous avons indiqué sommairement la réaction qui donne naissance au dermatol de Fischer; les proportions de nitrate de bismuth et d'acide gallique à employer se déduisent de l'équation de cette réaction :

$$(AzO^3)^3Bi + 5\,H^2O + C^6H^2 \begin{cases} CO^2H \\ OH \\ OH \\ OH \end{cases} + H^2O$$

Azotate de bismuth
cristallisé
Poids moléculaire = 486.

Acide gallique
Poids moléculaire = 188.

$$= C^6H^2 \begin{cases} CO^2 \\ O \\ O \\ OH \end{cases} Bi + 2\,H^2O + 3\,AzO^3H + 4\,H^2O$$

Sous-gallate de bismuth.

Il en résulte que la quantité d'acide gallique théorique correspondant à 100^{gr} de nitrate de bismuth cristallisé est de $38^{gr}68$; le *Codex* en emploie seulement 33^{gr}, ce qui nous paraît trop faible. Voici, du reste, sa formule :

Pr. Azotate de bismuth officinal cristallisé..... 100 gr.
Acide acétique cristallisable............... 200 —
Acide gallique .... 33 —

On dissout l'azotate de bismuth dans l'acide acétique; on étend la liqueur de 200^{gr} d'eau distillée. On filtre, on ajoute ensuite, en remuant, l'acide gallique dissous dans 1500 parties d'eau distillée chaude.

Le précipité jaune qui se forme est lavé avec de l'eau tiède jusqu'à élimination complète de l'acide azotique.

On sèche ensuite à 70°-80°.

2^u Procédé H. Causse. — On dissout 200^{gr} de sous-nitrate de bismuth dans l'acide nitrique; on ajoute 500^{cc} de solution saturée de nitrate de potasse et l'on neutralise l'acide libre avec du sous-nitrate de bismuth; la solution neutre est additionnée de 100^{cc} d'acide acétique. D'autre part, on dissout à l'ébullition 125^{gr} d'acide gallique dans la plus petite quantité d'eau possible pour que le mélange des solutions de nitrate de bismuth et d'acide gallique ne donne lieu à aucun dépôt; puis l'on introduit rapidement dans ce mélange 15 à 20 fois son volume d'eau. Tout d'abord, aucun précipité ne se forme; mais, après quelques minutes, un trouble apparaît, suivi bientôt d'une abondante cristallisation. Le sel est lavé à l'eau froide, puis à l'eau bouillante, jusqu'à purification complète, et desséché à l'air.

Propriétés. — Le dermatol officinal, c'est-à-dire le dermatol de Fischer, est une poudre jaune safran, inodore, presque insipide, insoluble, dans l'eau, l'alcool, l'éther et les acides dilués.

Il rougit légèrement le papier de tournesol. L'acide sulfurique étendu le dissout à chaud. L'acide sulfurique concentré l'attaque à peine à froid, mais le dissout à chaud.

A froid, l'acide azotique concentré agit peu sur le

dermatol, mais à chaud il le dissout avec dégagement de vapeurs nitreuses.

La lessive de soude dissout facilement le dermatol sans qu'il y ait séparation d'oxyde de bismuth ; la solution, qui est jaune, à l'origine, ne tarde pas à rougir en absorbant l'oxygène de l'air.

Le dermatol se colore en noir par l'hydrogène sulfuré et les sulfures alcalins.

Il n'est altéré ni par l'air, ni par la lumière, ni par une température de 100° ; il peut donc être stérilisé (Fischer).

Le sel obtenu par le procédé Causse est en petits cristaux de couleur jaune citron et possédant les mêmes propriétés que le précédent. Desséché à 100°, il perd une molécule d'eau de cristallisation.

Essai du dermatol officinal. — Fischer indique les essais suivants pour s'assurer de la pureté du produit et pour l'identifier :

1° On épuise 1^{gr} de dermatol par l'alcool ou l'éther ; ces deux dissolvants ne doivent pas enlever d'acide gallique.

2° On dissout $0^{gr},50$ de dermatol dans 5^{cc} de lessive de soude ; la solution doit être claire. Si le produit renfermait d'autres sels de bismuth, il y aurait précipitation d'hydrate d'oxyde de bismuth.

3° On calcine 1^{gr} de dermatol dans un creuset en porcelaine ; on dissout le résidu dans de l'acide sulfurique dilué et on essaie à l'appareil de Marsh pour rechercher l'arsenic.

4° On dissout, d'une part, une parcelle de diphénylamine dans 5^{cc} d'acide sulfurique concentré et, d'autre part, $0^{gr},50$ de dermatol dans 3^{cc} d'acide sulfurique dilué ;

on mélange soigneusement les deux solutions ; il ne doit pas se produire de coloration bleue ; dans le cas contraire, c'est que le produit renfermerait de l'acide nitrique, sous forme de sous-nitrate de bismuth.

5° Enfin, le dermatol doit renfermer théoriquement 56,66 $_0/^0$ d'oxyde Bi^2O^3.

Usages. — Le sous-gallate de bismuth a été proposé, il y a six ou sept ans, sous le nom de dermatol par Heinz, de Breslau, comme un antiseptique astringent et cicatrisant, non irritant, destiné à remplacer avantageusement l'iodoforme. Il présente sur ce médicament l'avantage de posséder une innocuité parfaite et d'être inodore.

Appliqué sur les plaies fraîches, il en provoque rapidement la cicatrisation ; il est moins efficace pour les plaies septiques et insuffisamment stimulant dans les ulcères chroniques indolents.

Sur les plaies, on l'emploie généralement en poudre.

On en prépare, avec la vaseline, une pommade à 10 0/0, pour le traitement des brûlures, de l'eczéma des enfants, des ulcères.

A l'intérieur, on a employé le dermatol, avec de bons résultats, contre la diarrhée. On en donne 1 à 2^{gr} par jour dans une potion.

Schmitt, de Nancy (1), a étudié le dermatol, au point de vue thérapeutique. Il a reconnu que sa valeur antiseptique est des plus faibles, qu'il est insuffisant pour assurer l'antisepsie d'une plaie suppurante, mais qu'en couche épaisse, il peut maintenir l'asepsie d'une plaie antérieurement aseptique ou désinfectée par un antiseptique énergique.

(1) *Revue médicale de l'Est*, 15 Janvier 1892.

Schmitt conclut que ce produit, à part la possibilité de le stériliser à une température élevée, n'est en rien supérieur à l'iodoforme et ne saurait le remplacer.

« *The extra Pharmacopœia* » (1), rapporte que l'application du dermatol sur un ulcère, aurait déterminé de la fièvre, des maux de tête et une éruption avec ampoules.

(1) *The extra Pharmacopœia by William Martindale.* London 1892, page 84.

SALICYLATE MERCURIQUE BASIQUE [1]

(SALICYLATE DE MERCURE DISSIMULÉ)

$$C^6H^4 \diagdown \!\!\!\! \begin{array}{c} CO^2 \\ O \end{array} \!\!\!\! \diagup Hg$$

———

Bien que le Supplément du *Codex* ne fasse pas mention de ce composé, nous croyons utile d'en donner la préparation et les propriétés, parce que, à notre avis, il a sa place marquée dans l'arsenal thérapeutique.

Crinon, dans sa « *Revue des Médicaments nouveaux* », semble attribuer la découverte du salicylate basique de mercure à Gœpel, de Hambourg, dont le mémoire date de 1889. D'un autre côté, Kranzfeld et Pieszezek, n'ont fait que rééditer, en 1889, les procédés de préparation que nous avions déjà donnés.

Qu'il nous soit donc permis de revendiquer nos droits de priorité en rappelant que, dès 1880, nous avons, les premiers, fait connaître, dans une série de publica-

———

(1) Il serait peut-être plus rationnel d'appeler ce sel : Salicylate *neutre*, dénomination que nous lui avons donnée en 1880 ; néanmoins, nous préférons l'appeler *basique*, ce qui évite toute confusion avec l'autre salicylate mercurique.

tions (1), les quatre salicylates de mercure que la théorie permet de prévoir.

Sans rappeler les conditions théoriques sur lesquelles nous nous sommes appuyés, nous dirons seulement qu'il existe 4 salicylates de mercure : 2 salicylates mercuriques et 2 salicylates mercureux, savoir :

I. — SALICYLATES MERCURIQUES

$$1° \quad \left(C^6H^4{<}^{CO^2}_{OH}\right)^2{=}Hg \qquad 2° \quad \left(C^6H^4{<}^{CO^2}_{O}\right){>}Hg$$

Salicylate mercurique normal.

Salicylate mercurique neutre, appelé encore salicylate basique.

II. — SALICYLATES MERCUREUX

$$1° \quad \left(C^6H^4{<}^{CO^2}_{OH}\right)Hg^2 \qquad 2° \quad C^6H^4{<}^{CO^2-Hg}_{O\ \ -Hg}$$

En 1880, nous avons réussi à préparer ces quatre salicylates dont nous avons décrit les propriétés, mais nous bornerons cette étude à celle du salicylate mercurique neutre ou basique, à cause de ses applications médicales.

Préparation. — 1° *Par double décomposition.*

On fait réagir deux molécules de salicylate de sodium

---

(1) Lajoux et Grandval. — *Association française pour l'avancement des Sciences,* 9ᵉ session, 1880, page 402.

    id.   *Bulletin de l'Académie de Médecine,* 1889, 3ᵉ série, t. XXI, page 867.

    id.   *Comptes rendus de l'Académie des Sciences,* 1893, t. CXVI, page 44.

    id.   *Journal de Pharmacie et de Chimie* 5ᵉ série, t. V, page 39.

    id.   *Journal de Pharmacie et de Chimie,* 5ᵉ série, t. XXVIII, page 196.

    id.   *In Encyclopédie chimique,* t. VII. *Acides organiques à fonction complexe,* par Bourgouin, page 1788.

normal sur une molécule de chlorure mercurique en solution dans l'eau bouillante.

La liqueur devient acide et laisse déposer, par le refroidissement, un précipité blanc, amorphe de salicylate mercurique basique.

La réaction se passe d'après l'équation :

$$2\,C^6H^4\!\!<^{CO^2Na}_{OH} + HgCl^2 = C^6H^4\!\!<^{CO^2}_{O}\!\!>Hg + 2\,NaCl$$

Salicylate basique.

$$+ C^6H^4\!\!<^{CO^2H}_{OH}$$

Acide salicylique.

Ainsi, l'acidité du liquide est due à l'acide salicylique libre qui a pris naissance.

Si le précipité est peu abondant et s'il ne répond nullement à la quantité de chlorure mercurique employé, cela tient, comme nous le verrons bientôt, à la propriété que possède le chlorure de sodium de dissoudre le salicylate mercurique.

Ce procédé, qu'on serait tenté d'employer, doit donc être rejeté à cause du faible rendement qu'il donne.

Il devra être remplacé par le suivant que nous avons fait connaître en même temps que le précédent, en 1880, et que nous avons légèrement modifié quelques années plus tard (1).

2° *Par combinaison directe de l'acide salicylique et de l'oxyde mercurique jaune.*

Pour préparer le salicylate basique par ce procédé, on fait agir, dans l'eau maintenue à l'ébullition, l'acide salicylique sur l'oxyde de mercure récemment précipité; la façon d'opérer n'est pas indifférente.

(1) Lajoux et Grandval. — *Journal de Pharmacie et de Chimie*, 5° série, t. XXVIII, page 196.

Dans notre premier mémoire (1), nous avons dit que nous avions obtenu ce sel en faisant bouillir dans l'eau le mélange d'oxyde et d'acide. Mais si l'on opère ainsi, on reconnaît qu'il faut employer un excès considérable d'acide dont les lavages prolongés à l'eau bouillante parviennent difficilement à débarrasser le produit.

Nous nous sommes alors arrêtés au procédé suivant (2), qui permet d'obtenir le salicylate basique avec la plus grande facilité.

On met l'acide salicylique dans l'eau bouillante; sans interrompre l'ébullition, et en agitant continuellement, on ajoute peu à peu l'oxyde mercurique, récemment précipité et bien lavé, en proportion strictement correspondante à celle de l'acide.

On n'ajoute une nouvelle quantité d'oxyde que lorsque la précédente est entrée en combinaison, ce dont on est averti par la disparition de la teinte jaune du mélange.

Le précipité obtenu est exempt d'acide salicylique en excès, ce qui évite les lavages.

Remarques importantes. — Nous croyons utile de dire, dès maintenant, que le mercure est complètement *dissimulé* dans le sel ainsi préparé ; les réactifs ordinaires du mercure sont, en effet, impuissants à déceler sa présence.

Cette dissimulation du mercure tient sans doute à cette particularité que Hg bivalent sert de chaînon entre l'oxygène et le groupe CO^2.

Il est aussi important de faire observer qu'on commettrait une *grave erreur* en cherchant à préparer le

(1) Lajoux et Grandval. — *Association française*, 1880, page 405.

(2)　　　id.　　　*Comptes rendus de l'Académie des Sciences*, 1893, t. CXVI, page 44.

salicylate en précipitant *à froid* une solution d'azotate mercurique par du salicylate de soude.

Dans ce cas, on obtiendrait du salicylate mercurique normal :

$$\left(C^6H^4 <^{CO^2}_{OH} \right)^2 = Hg$$

possédant encore deux fonctions phénoliques, alors que dans le sel précédent les fonctions acide et phénol sont entrées en conflit.

Enfin, ce salicylate possède les réactions des sels mercuriques, ce qui le distingue encore très nettement du salicylate basique.

Au point de vue de l'application médicale, cette distinction a, selon nous, une grande importance.

Cependant, le salicylate normal dont nous venons de parler, peut, par ébullition en présence de l'eau, et même par l'action de l'éther ou d'un autre dissolvant de l'acide salicylique (1), se décomposer entièrement en acide salicylique et salicylate basique d'après l'équation :

$$\left(C^6H^4 <^{CO^2}_{OH} \right)^2 Hg = C^6H^4 <^{CO^2}_{O} > Hg + C^6H^4 <^{CO^2H}_{OH}$$

Salicylate normal. Salicylate basique. Acide salicylique.

Barthe a donné récemment (1896) un procédé de préparation du salicylate *normal* en faisant agir à sec, ou en présence d'un peu d'eau, deux molécules d'acide salicylique sur une molécule d'acétate mercurique :

$$2\, C^6H^4 <^{CO^2H}_{OH} + {}^{CH^3CO^2}_{CH^3CO^2} > Hg = \left(C^6H^4 <^{CO^2}_{OH} \right)^2 Hg + 2 \left(CH^3CO^2H \right)$$

Acétate mercurique. Salicylate normal.

(1) Lajoux et Grandval. — *Journal de Pharmacie et de Chimie*, t. XXVIII, pages 197 et 198.

id. *Comptes rendus de l'Académie des Sciences* (*loco citato*).

Ce salicylate est le même que celui que nous avons obtenu en 1880 en précipitant une solution d'azotate mercurique par une solution de salicylate de soude.

Barthe semble considérer ce sel comme le seul salicylate mercurique que l'on puisse obtenir, car il dit que l'existence des salicylates basiques ne lui paraît pas prouvée.

Or, si ce chimiste avait eu connaissance de nos mémoires, il aurait vu que l'existence du salicylate $C^6H^4\diagdown\!\!\!\!\!\begin{smallmatrix} CO^2 \\ O \end{smallmatrix}\!\!\!\!\!\diagup Hg$, que nous appelons basique est indiscutable. En effet, tandis que le sel normal possède vis-à-vis des réactifs toutes les propriétés des sels de ce métal, le salicylate basique, au contraire, le contient, comme nous venons de le dire, à l'état dissimulé.

En préparant le salicylate d'après sa méthode, on n'obtiendra donc pas, ainsi que nous nous en sommes assurés, le salicylate basique, qui doit être employé en thérapeutique à l'exclusion de l'autre.

En effet, le salicylate *normal* présente les caractères suivants :

a) Par une solution de potasse caustique il est décomposé instantanément avec précipitation d'oxyde mercurique jaune.

b) Broyé avec un peu d'eau et additionné de sulfure ammonique, il donne du sulfure de mercure noir.

Or, comme nous le disons plus loin, le salicylate basique se dissout dans la potasse sans donner de précipité, et le sulfure d'ammonium le dissout aussi *intégralement*, sans se colorer, mais *à la longue*, la solution abandonne du sulfure mercurique.

Ces caractères bien tranchés établissent donc, d'une façon certaine, l'existence de deux salicylates mercuriques distincts, dont nous avons donné la constitution.

Au point de vue théorique, cette distinction a son importance puisqu'elle montre l'aptitude de la fonction phénolique à contribuer à la formation des salicylates.

En préparant le salicylate normal par un procédé quelconque, et le traitant ensuite par l'eau]bouillante ou par l'éther, dans les conditions que nous avons indiquées, on tombe toujours sur le salicylate basique qui est, par conséquent, le plus stable des deux sels.

L'action de l'éther modifie donc profondément la constitution du salicylate normal. Elle ne se borne pas à enlever la moitié de l'acide salicylique, car dans le sel normal, le mercure remplaçait l'hydrogène de deux carboxyles, tandis qu'après l'action de l'éther, il s'est substitué tout à la fois à l'hydrogène du carboxyle et à l'hydrogène de l'oxhydryle phénolique.

3° Préparation par la décomposition du salicylate normal.

Ce procédé découle des observations que nous venons de faire, mais nous ne le conseillons pas, car il donne un salicylate pouvant retenir de l'acide salicylique libre qu'on ne peut enlever que par des lavages prolongés à l'eau bouillante, ou encore en faisant agir l'éther sur le produit desséché.

Propriétés. — Le salicylate basique est une poudre blanche, amorphe, insoluble dans l'eau, l'alcool, l'éther, le chloroforme, neutre au tournesol.

Sous l'influence de la chaleur, il se décompose en eau, anhydride carbonique, phénol, mercure (etc.); au rouge, il abandonne un résidu charbonneux.

Le fait qui domine l'histoire du salicylate basique est l'état particulier sous lequel il renferme le mercure qui est complètement dissimulé, c'est-à-dire que ce sel ne possède pas les propriétés générales des sels mercuriques.

En effet, le salicylate basique, délayé dans l'eau froide et soumis à l'action d'un courant d'*hydrogène sulfuré*, ne change pas de couleur. Au bout de plusieurs heures seulement, il s'altère lentement; il devient jaune citron, reste longtemps dans cet état, puis brunit et enfin noircit.

En opérant à chaud, les transformations précédentes s'effectuent beaucoup moins lentement.

La solution de *sulfure ammonique*, ainsi que celle des sulfures alcalins, dissolvent complètement le sel basique. Si la proportion de sulfure est faible, la liqueur reste un certain temps inaltérée, puis abandonne peu à peu un précipité jaune citron qui noircit très lentement. La chaleur, l'emploi d'un grand excès de sulfure, accélèrent la réaction.

Le sel basique est légèrement soluble dans *l'ammoniaque*, très soluble dans les solutions de *soude caustique*. Il se dissout dans les solutions de *chlorure de sodium, d'iodure de potassium*, beaucoup plus à chaud qu'à froid ; par le refroidissement, le sel se dépose à l'état amorphe.

Toutes ces solutions, même celles faites à chaud, renferment le sel inaltéré. En effet, si on fait passer dans les liqueurs *froides*, un courant de H^2S, on n'obtient, non pas un précipité noir, mais le précipité jaune signalé plus haut et qui apparaît d'autant plus rapidement que la solution renferme plus de sel.

On remarque que dans les solutions des sels neutres, tels que KI, l'apparition du précipité est accompagnée de la mise en liberté d'une partie de l'acide salicylique du sel. Ce précipité jaune est une combinaison de sulfure et de salicylate mercurique.

L'action de la soude caustique est particulièrement intéressante ; que l'on emploie une solution alcaline étendue ou concentrée, chaude ou froide, cette action est purement physique. L'action de H²S sur ces solutions froides montre qu'elles renferment le sel inaltéré ; soumises à la dialyse, elles abandonnent le sel dissous à l'état amorphe (1) ; elles sont précipitées par tous les acides, même par CO^2 ; aussi se troublent-elles peu à peu au contact de l'air.

L'acide chlorhydrique concentré et chaud décompose complètement le salicylate basique ; à froid, la décomposition s'effectue lentement. Le même acide, froid et très étendu, dissout le sel sans l'altérer.

Le *cyanure de potassium*, comme il fallait s'y attendre, dissout le salicylate en le décomposant ; il se forme du cyanure de mercure que H²S précipite en noir.

Le salicylate basique (*dissimulé*) de mercure, renferme 59,52 °/₀ de mercure.

Usages. — Le salicylate basique de mercure a été employé avec succès contre la syphilis, la blennorrhagie, la teigne, etc.

Eich et Jadasshon ont reconnu, qu'administré ou injections hypodermiques tous les huit jours, à la dose de un centigramme, le salicylate de mercure a une action antisyphilitique rapide et que la durée du traitement (27 jours) est plus courte qu'avec les autres moyens antisyphilitiques.

Ces injections déterminent rarement des douleurs ou des infiltrats, et ces derniers, quand ils existent, sont si peu considérables, qu'aucun autre sel insoluble de mercure ne saurait lui être comparé.

D'après Araujo, il réussit fort bien dans le traitement de la teigne, et son énergie ne le cède en rien à celle des plus puissants parasiticides dont on fait généralement usage.

(1) La solution du sel dans KI se dialyse de la même façon.

Vacher, d'Orléans, et plus récemment Doyen, de Reims, ont proposé l'emploi du salicylate de mercure en chirurgie, comme antiseptique ; il n'aurait pas les inconvénients du sublimé, et devrait lui être préféré.

Doyen (1) l'emploie en poudre, avec avantage, dans le traitement des vaginites rebelles. Il pratique le tamponnement du vagin avec une mèche de gaze non apprêtée, imprégnée de poudre de salicylate de mercure.

Il l'emploie aussi dans le traitement des ulcères vénériens, des plaques muqueuses et des condylomes syphilitiques.

A l'intérieur, on l'emploie à la dose de 6 à 10 centigrammes et même de 30 centigrammes dans les cas graves. Doyen ajoute, que la stabilité de ce sel lui a permis, dans les cas rebelles, de l'employer sans inconvénients à doses massives.

Ajoutons que les expériences de Doyen ont été faites avec du salicylate basique dissimulé, préparé par nous.

Il est certain que l'emploi du sel normal ne pourrait être employé à doses aussi considérables.

C'est pour éviter toute erreur que nous conseillons aux médecins de prescrire le sel basique sous le nom de *salicylate dissimulé*.

Formes pharmaceutiques :

INJECTIONS HYPODERMIQUES

Pr. Salicylate .... 5 gr.
Huile de vaseline .... 50 —

INJECTIONS CONTRE LA BLENNORRHAGIE

Pr. Salicylate................... 1 centigr.
Eau distillée................. 100 —

Agiter au moment de l'emploi : 3 injections par jour.

(1) Doyen. — *Traitement de la Blennorrhagie*, Rueff et Cie, éditeurs, Paris, 1894.

PILULES (Schwimmer)

Pr. Salicylate...................... 1 gr.
Laudanum de sydenham....... X gouttes
Extrait de gentiane........... Q. S.

Pour 20 pilules : 2 à 3 par jour.

POMMADE CONTRE LA TEIGNE

Pr. Salicylate....... . ...; 5 gr.
Vaseline........ .... 50 —

THYMOL

PARAPROPYLMÉTACRÉSOL

$C^{10}H^{14}O$

Le thymol existe dans l'essence de thym mélangé au thymène $C^{10}H^{16}$ et au cymène $C^{10}H^{14}$.

Nous n'avons à étudier ici que l'un de ses dérivés iodés, le diiododithymol ; aussi nous bornerons-nous à donner la constitution de ce phénol et quelques indications sur ses dérivés iodés. La connaissance de sa constitution, ou plutôt celle de l'un de ses isomères, le carvol, nous permettra de comprendre plus tard la formule attribuée au menthol.

Constitution. — Le thymol est un phénol monoatomique ; sa formule brute ne diffère de celle du cymène, qui l'accompagne dans l'essence de thym, que par O en plus :

Cymène....................	$C^{10}H^{14}$
Thymol....................	$C^{10}H^{14}O$

Les réactions suivantes nous montrent quelle est sa constitution :

Le perchlorure de phosphore le convertit en cymène chloré qui, par hydrogénation, donne le cymène ou paraméthyl-propylbenzène $C^{6}H^{4}\diagdown\genfrac{}{}{0pt}{}{CH^{3}_{(1)}}{C^{3}H^{7}_{(4)}}$

D'autre part, traité par l'acide phosphorique, le thymol donne du propène et du métacrésol $C^{6}H^{4}\diagdown\genfrac{}{}{0pt}{}{CH^{3}_{(1)}}{OH_{(3)}}$

$$C^{10}H^{14}O = C^6H^4\genfrac{}{}{0pt}{}{CH^3}{OH} + C^3H^6$$

Thymol.   Métacrésol.   Propène

On doit conclure de ces réactions que le thymol est le métacrésol dans lequel l'atome d'hydrogène [4] du noyau benzénique est remplacé par C^3H^7. C'est donc le parapropylmétacrésol $C^6H^3\genfrac{}{}{0pt}{}{CH^3_{(1)}}{OH_{(3)}}{C^3H^7_{(4)}}$, structure représentée par le schéma :

$$
\begin{array}{c}
CH^3 \\
| \\
C \\
\end{array}
$$

Dans l'essence d'origan existe un isomère du thymol, le carvacrol ou parapropylorthocrésol. Le carvol de l'essence de cumin est encore un isomère du thymol, c'est un corps cétonique (1) paraissant avoir la constitution suivante :

(1) Le carvol possède la propriété de se combiner à l'hydroxylamine et à la phénylhydrazine.

Dérivés iodés du thymol. — En 1889, Wilgenth et Kornblum ont étudié l'ioduration des phénols en solution ammoniacale alcoolique et ont obtenu, entre autres composés, un dérivé monoiodé du thymol en aiguilles blanches et brillantes. Dans ce composé, la fonction phénolique persistant, on peut représenter ainsi sa formule : $C^{10}H^{12}I$ (OH).

Depuis, on a préparé un autre dérivé iodé du thymol, dans lequel la fonction phénolique n'existe plus ; la substitution de l'iode s'est donc faite à l'hydrogène de l'hydroxyle. De plus, on reconnaît que cette substitution se fait avec condensation de deux molécules en une seule, selon l'équation :

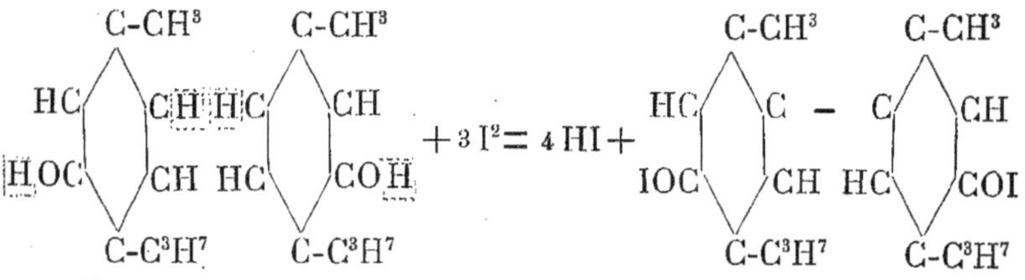

$$\text{Thymol} + \text{Thymol} + 3\,I^2 = 4\,HI + \text{Diiododithymol}$$

Le composé ainsi formé est donc le diiododithymol, plus souvent désigné sous le nom d'*aristol*.

On a aussi préparé, avec divers phénols, des dérivés, iodés, analogues au diiododithymol, auxquels on a donné le nom générique d'*aristols*. Au point de vue thérapeutique, ces produits ne semblent présenter aucun avantage sur le diiododithymol ; ils ne sont pas employés.

DIIODODITHYMOL

DITHYMOL BIIODÉ ; ARISTOL

$C^{20}H^{24}I^2O^2$.

———

Préparation :

Pr.	Iode...	60 gr.
	Iodure de potassium...............	80 —
	Thymol.........................	15 —
	Soude caustique liquide...........	52 —
	Eau distillée....................	Q. S.

On triture, dans un mortier, l'iode et l'iodure de potassium avec de l'eau, de façon à obtenir 300^{cc} de solution.

D'autre part, on dissout le thymol dans la lessive de soude et assez d'eau pour obtenir également 300^{cc} de solution. En mélangeant les deux liqueurs, l'aristol se précipite sous forme d'une poudre rougeâtre que l'on recueille sur un linge serré ; on la lave avec 10 à 15 fois son poids d'eau distillée et on la fait sécher à l'étuve à 40 ou 50°.

Ce procédé, donné par le Codex, est dû à Quinquaud et Fournioux.

Propriétés. — Poudre amorphe chamois clair, insipide, inodore.

Insoluble dans l'eau, l'alcool, la glycérine, les alcalis. Le diiododithymol se dissout dans l'éther d'où l'alcool le précipite ; il est soluble dans le chloroforme et les huiles grasses. La dissolution doit être effectuée à froid par trituration.

La lumière l'altère.

Chauffé dans un tube à essai, il dégage des vapeurs violettes d'iode.

Pour caractériser le thymol, on prescrit de dissoudre $0^{gr},05$ d'aristol dans 10^{cc} d'acide acétique additionné de 10^{cc} d'acide sulfurique pur et de chauffer légèrement ; la solution doit prendre une coloration violette intense. Mais cet essai, ainsi que le fait remarquer F. Goldmann, n'a pas grande valeur parce qu'il y a toujours séparation d'iode libre qui colore le liquide (1).

Essai. — Altérations. — L'aristol peut renfermer de l'eau, de l'iode libre, des iodures alcalins, de la soude et du carbonate de soude.

Maintenu pendant une heure à la température de 90°, l'aristol ne doit pas perdre plus de 1 °/₀ d'humidité.

Il doit se dissoudre entièrement dans l'éther ; cependant Crinon et Reuter ont reconnu que l'aristol du commerce laisse habituellement un faible résidu insoluble dans ce véhicule (1 milligramme pour 3^{gr} d'aristol)(2).

Ce résidu est formé par une combinaison organique d'iode qui disparait complètement par l'incinération. Si le résidu laissé par l'éther était fixe, en totalité ou en partie, il serait dû à de la soude, à du carbonate de soude ou à de l'iodure de sodium, substances qu'il serait facile de caractériser. On arrive, du reste, à constater la présence ou l'absence de ces impuretés, sans avoir

---

(1) *Essai de l'Aristol*, par Reuter. *Journal de Pharmacie et de Chimie* (5), t. XXIII, page 397.

(2) *Répertoire de Pharmacie,* 1891, page 150.

besoin de passer par le traitement à l'éther, de la façon suivante :

On lave le produit à essayer avec de l'eau distillée ; l'eau de lavage doit être neutre au tournesol (absence d'alcali) ; elle ne doit laisser aucun résidu par l'évaporation.

Une solution d'iodure de potassium à 1 °/₀ ne doit pas enlever à l'aristol de substance colorant l'empois d'amidon en bleu ou en violet (absence d'iode libre) (Reuter).

On agite fortement l'aristol avec de l'eau froide ; on filtre. La solution est additionnée d'un peu de sulfure de carbone ; on agite le mélange et on laisse reposer. Si le produit essayé ne contient pas d'iode libre, le sulfure de carbone se sépare incolore. On ajoute alors au mélange quelques gouttes de chlorure ferrique et l'on agite de nouveau. Si le produit ne contient pas d'iodure, le sulfure de carbone reste incolore. Dans le cas où l'aristol contiendrait de l'iode libre, il faudrait l'éliminer avant d'ajouter le chlorure ferrique ; pour cela, il suffit de décanter le sulfure de carbone soit en se servant d'une pipette et en opérant dans un tube à essai, soit, préférablement, en se servant d'une boule à décantation. On renouvelle l'addition de sulfure de carbone neuf jusqu'à ce qu'il reste incolore. On ajoute alors le chlorure ferrique.

Titrage. — L'aristol renferme 46,18 °/₀ d'iode.

On détermine facilement sa teneur en iode par le procédé si ingénieux indiqué par Denigès (1).

On introduit 0^{gr},125 d'aristol dans un creuset en porce-

<hr>

(1) *Essai des médicaments iodés organiques*, par G. Denigès. *Journal de Pharmacie et de Chimie*, t. I, page 354, 1895.

laine avec $2^{cc},5$ d'une solution alcoolique de potasse à 10 °/₀ et $0^{gr},50$ d'azotate de potassium en poudre ; on dessèche complètement et on incinère. Le résidu blanc, mélange d'iodure et d'azotite de potassium, est dissous dans 20^{cc} d'eau ; on ajoute 1^{cc} de bisulfite de sodium à 36° Baumé et 2^{cc} d'acide chlorhydrique ; on sursature par 15^{cc} d'ammoniaque et on verse le liquide et les eaux de lavage dans un ballon jaugé à 100^{cc} ; on additionne le liquide de 10^{cc} d'azotate d'argent $\frac{N}{10}$ et on complète avec de l'eau jusqu'au trait de jauge.

Après agitation, on filtre et à 80^{cc} de filtration (représentant $0^{gr},1$ d'aristol additionné de 8^{cc} de solution $\frac{N}{10}$ d'azotate d'argent), on ajoute 8^{cc} d'une solution de cyanure de potassium, équivalant, volume à volume, à la solution argentique, puis 10 gouttes d'une solution d'iodure de potassium à 20°/₀. Enfin, on verse goutte à goutte, à l'aide d'une burette graduée, de la solution $\frac{N}{10}$ d'argent, jusqu'à louche persistant.

Le nombre de centimètres cubes employés correspondra évidemment à ceux qui ont disparu.

Supposons qu'il ait fallu $3^{cc},6$ de solution d'azotate $\frac{N}{10}$ d'argent.

Il s'en suit que $3^{cc},6$ ont été nécessaires pour précipiter tout l'iode renfermé dans 0,1 d'aristol, et comme 1^{cc} de liqueur $\frac{N}{10}$ d'argent correspond à $0^{gr},0127$ d'iode, ces $3^{cc},6$ correspondent à

$3,6 \times 0^{gr},0127 = 0^{gr},04572$ d iode, soit 45,72 °/₀ d'iode.

Théoriquement, l'aristol doit donner 46,18 °/₀ d'iode.

Usages. — L'aristol a été préposé, par Eichoff, comme succédané de l'iodoforme sur lequel il possède l'avantage d'être inodore. Il a été recommandé pour le traitement du psoriasis, de la mycose, du lupus, des plaies, des brûlures, des maladies de la peau.

L'aristol agit avec une certaine efficacité sur les ulcères vénériens ; mais son action est très lente. Elle est inférieure à celle de l'iodoforme.

Nadaud l'a employé dans le traitement de la tuberculose ; il l'administre en injection hypodermique (solution à 1/100 dans l'huile d'amande douce stérilisée). Sous l'influence du médicament, la toux et les sueurs nocturnes diminuent. L'aristol serait. en grande partie, éliminé par les poumons.

Il rend quelques services dans le traitement du cancer du col de l'utérus ; on l'administre en insufflations.

En applications sur la cornée, l'aristol est efficace dans la kératite.

C'est un médicament de grande valeur dans les affections nasales : ozène, granulations et ulcérations syphilitiques.

A l'extérieur, on le prescrit sous forme de poudre qui adhère facilement à la peau, ou encore sous forme de pommade à 10 °/₀.

POMMADE A L'ARISTOL

Pr. Aristol.......................... ...	10 gr.
Huile d'olive......................	20 —
Lanoline.........................	70 —

On prépare aussi, avec l'aristol, des collodions, des crayons, des suppositoires vaginaux, une gaze aristolée.

Appliqué sur les plaies, en poudre ou en pommade, il n'est pas résorbé, ce qui rend son emploi absolument inoffensif.

Ses incompatibles sont les substances qui ont de l'affinité pour l'iode : alcalis, oxydes métalliques, chlorure mercurique, etc.

L'aristol doit être conservé dans des flacons bouchés, à l'abri de la lumière.

PHÉNOLS DIATOMIQUES

DÉRIVÉS DU BENZÈNE

$$C^6H^4{<}_{OH}^{OH}$$

Conformément à la théorie, il y a trois isomères :
Le dérivé ortho (*benzène-diol* (1.2.)) ou pyrocatéchine.
    —   métha (*id.*   (1.3.)) ou résorcine.
    —   para (*id.*   (1.4.)) ou hydroquinone.

Rappelons que les phénols diatomiques résultent de la substitution de $2OH$ à 2 atomes d'hydrogène du benzène et qu'ils s'obtiennent au moyen des dérivés bisubstitués de cet hydrocarbure, dérivés qui se présentent sous les trois modifications ortho, méta et para.

Citons quelques exemples de la formation des phénols diatomiques :

a) Fusion avec la potasse des acides monochloro ou monobromo-benzène sulfonique :

$$C^6H^4{<}_{SO^3K}^{Cl} + 2\,KOH = C^6H^4{<}_{OH}^{OH} + SO^3K^2 + KCl$$

b) Fusion avec la potasse des acides benzène-disulfoniques :

$$C^6H^4{<}_{SO^3K}^{SO^3K} + 2\,KOH = C^6H^4{<}_{OH}^{OH} + 2\,SO^3K^2$$

c) Action de la potasse en fusion sur les phénol-sulfonates :

$$C^6H^4{<}_{SO^3K}^{OH} + KOH = C^6H^4{<}_{OH}^{OH} + SO^3K^2$$

etc., etc.

Donnons quelques indications sur les conditions qui président à la formation des phénols diatomiques isomériques.

L'acide benzène-disulfonique $C^6H^4{<}{SO^3H \atop SO^3H}$ s'obtient en chauffant, avec de l'acide sulfurique fumant, l'acide benzène-monosulfonique $C^6H^5.SO^3H$. Les deux isomères, méta et para, se forment en même temps ; on les sépare par la cristallisation de leurs sels de potasse. Le méta cristallise le premier ; sa proportion est d'autant plus grande que la température à laquelle s'est produite la réaction a été plus élevée.

Fondu avec la potasse, le métabenzène-disulfonate donne d'abord le métaphénol-sulfonate $C^6H^4{<}{OK_{(1)} \atop SO^3K_{(3)}}$; par suite d'une transposition moléculaire, le parabenzène-disulfonate donne aussi le métaphénol-sulfonate.

Le métaphénol-sulfonate se change ensuite en benzène-diol $_{[1.3]}$ ou résorcine : $C^6H^4{<}{OH_{(1)} \atop OH_{(3)}}$.

Le phénol (benzénol) se dissout facilement, à la température ordinaire, dans l'acide sulfurique monohydraté en donnant le dérivé monosulfoné ortho ; à chaud, on obtient les deux isomères ortho et para. Leur proportion varie avec la température ; on les sépare par cristallisation répétée de leurs sels de potasse ; le sel para se sépare en premier ; le sel ortho ensuite. A 110°, l'acide para se forme seul.

Par fusion à 180°, avec 2 ou 3 parties de potasse caustique, le méta et même le paraphénol-monosulfonate de potassium, donnent encore la résorcine.

RÉSORCINE

BENZÈNE-DIOL (1.3) ; MÉTADIOXYBENZÈNE

$$C^6H^4\begin{matrix}\diagup OH_{(1)}\\\diagdown OH_{(3)}\end{matrix}$$

La résorcine existe dans les produits qui se forment quand on fond, avec les alcalis, les gommes résines des ombellifères.

La résorcine se produit dans la fusion, avec les alcalis, des dérivés bisubstitués du benzène. Il est à noter qu'elle se produit plus facilement que ses isomères dans toutes les réactions où l'on fait intervenir l'action de la potasse. Nous en avons donné plusieurs exemples.

Préparation. — Elle est purement industrielle. On chauffe pendant dix heures, à 50-60°, dans une chaudière émaillée munie d'un réfrigérant, un mélange de 5 parties d'acide sulfurique et de 1 partie de benzène. Il se forme de l'acide benzène-monosulfonique qu'on chauffe de nouveau, pendant huit heures, avec 1 p. $\frac{1}{2}$ de pyrosulfate de sodium. On obtient ainsi un mélange de bisulfate de sodium, d'acide sulfurique libre et de benzène métadisulfonique.

$$C^6H^5.SO^3H+O\begin{matrix}\diagup SO^2ONa\\\diagdown SO^2ONa\end{matrix}+SO^4H^2=C^6H^4\begin{matrix}\diagup SO^3H\\\diagdown SO^3H\end{matrix}+2\,SO^4HNa$$

Le liquide refroidi est étendu d'eau, on le sature par le carbonate de calcium, on filtre et l'on évapore. On précipite la solution concentrée par le carbonate de sodium ;

on filtre de nouveau pour séparer le carbonate de calcium précipité ; on évapore la liqueur claire. Il se dépose du benzène-disulfonate de sodium que l'on purifie par cristallisation et que l'on fond avec de la soude. Le produit, repris par l'eau et saturé par l'acide chlorhydrique, donne la résorcine que l'on enlève par le benzène. On décante la solution benzénique, on la distille et l'on obtient la résorcine comme résidu.

Pour l'avoir tout à fait pure, on la sublime et la fait cristalliser dans le benzène.

Propriétés. — La résorcine cristallise en prismes rhomboïdaux droits, parfois très volumineux ; sa saveur est désagréable, à la fois amère et sucrée.

Sa densité à $+$ 15° est 1,2717. Elle fond à 119° en un liquide qui bout à 276°,5. Elle commence à se sublimer à une température inférieure à son point de fusion ; la vapeur d'eau l'entraîne à la distillation.

<pre>
1 partie d'eau à   0° dissout 0P,864 de résorcine.
       —   12°5   —   1 , 470   —
       —   30°   —   2 , 286   —
</pre>

Elle est plus soluble dans l'alcool et dans l'éther, insoluble dans le chloroforme et le sulfure de carbone.

Elle est neutre au tournesol.

Au bout de quelque temps, elle prend à l'air une teinte légèrement rouge.

Sa solution aqueuse donne, avec le chlorure ferrique, une coloration violet foncé. Elle réduit à chaud l'azotate d'argent ammoniacal ; elle réduit aussi le réactif cupro-potassique.

Lorsqu'on chauffe, dans un tube à essais, la résorcine cristallisée avec son poids d'anhydride phtalique, en maintenant l'ébullition pendant quelques minutes, on obtient une masse fondue qui, dissoute dans l'eau alcalinisée par la soude, donne une liqueur présentant la fluorescence verte intense de la fluorescéine.

·La résorcine et le camphre, triturés ensemble dans un mortier, se liquéfient mutuellement. Beaucoup de corps, et notamment les phénols et leurs dérivés, se comportent de la même façon vis-à-vis du camphre ; nous dirons plus loin quelques mots des combinaisons instables ou *combinaisons moléculaires* qui se forment dans ces conditions.

Usages. — La résorcine a été étudiée au point de vue de ses applications thérapeutiques par Andeer, dès 1877.

C'est un antiseptique énergique ; en Allemagne, on l'a vantée aussi comme antithermique et Lichtein affirme qu'administrée à dose massive de 2 à 4^{gr}, elle amène un abaissement très notable de la température dans la fièvre typhoïde.

Dujardin-Beaumetz a obtenu des résultats beaucoup moins favorables en administrant la résorcine à des doses fractionnées de $0^{gr},50$, sans dépasser 2^{gr} par jour.

Desnos a constaté une action presque nulle de la résorcine administrée à l'intérieur dans le rhumatisme articulaire aigu. Au contraire, administrée à des doses massives de 2 à 3^{gr} répétées deux à trois fois par jour (6 à 10^{gr} dans les 24 heures), elle a produit un abaissement réel de la température dans la fièvre typhoïde ; mais son action est peu durable.

Ainsi donc, la résorcine n'agit qu'à doses élevées ; or, comme elle est irritante et toxique, bien qu'à un moindre degré que le phénol, elle constitue un antithermique dangereux dont l'emploi doit être abandonné.

Au contraire, comme antiseptique, la résorcine mérite d'être conservée. On l'emploie dans les maladies de la peau, dans le traitement des ulcères syphilitiques, ou tuberculeux.

Pour le traitement de ces diverses maladies, on l'associe à une poudre inerte, car seule elle est caustique ; on en fait une solution aqueuse à 2 °/₀ (cette solution n'est pas irritante), une pommade avec la vaseline à 10 °/₀, de la gaze et du coton résorcinés. Elle est inférieure à l'iodoforme.

Contre la blennorrhagie, on emploie, en injections, une solution aqueuse à 2 ou 3 °/₀.

On a préconisé la résorcine dans le traitement de la diphtérie en badigeonnages et en pulvérisations (solution à 2 °/₀).

CRÉOSOTE ET GAÏACOL

CRÉOSOTE DU GOUDRON DE BOIS

La créosote est un produit complexe, liquide, retiré du goudron de bois et principalement de celui de hêtre ou de chêne. Disons tout de suite qu'elle est essentiellement formée par un mélange de monophénols, de gaïacol et de créosol, les proportions de ces différents corps variant beaucoup avec les conditions de sa préparation. Le gaïacol est l'éther monométhylique de la pyrocatéchine ; le créosol, l'éther monométhylique de l'homopyrocatéchine.

Préparation. — Elle est purement industrielle.

On part des huiles lourdes de hêtre ou de chêne obtenues en rectifiant, à plusieurs reprises, le goudron de ces bois et ne recueillant que les portions plus lourdes que l'eau.

Ces huiles lourdes sont acidulées avec de l'acide chlorhydrique et agitées avec de l'eau pour les débarrasser des composés basiques qu'elles renferment. La partie huileuse est décantée, puis dissoute dans la lessive de soude et additionnée de beaucoup d'eau. Les phénols (gaïacol, créosol, monophénols) se transforment en phénates alcalins solubles dans l'eau ; la précaution d'étendre beaucoup la liqueur est nécessaire parce que les solutions concentrées des phénates retiennent une certaine proportion d'hydrocarbures.

Le liquide alcalin, séparé de la partie insoluble, est décomposé par un acide.

Les phénols se séparent sous forme huileuse. On les décante, on les redissout dans la soude, et on les traite comme précédemment.

On répète, à plusieurs reprises, la même opération jusqu'à ce que la solution alcaline soit claire; on la décompose alors par l'acide chlorhydrique qui met en liberté les phénols dont l'ensemble constitue la créosote que l'on rectifie en recueillant ce qui passe de 200° à 220°.

Composition. — En 1832, Reichenbach retire du goudron de hêtre la créosote qu'il considère comme un corps unique; plus tard, Hlasiwetz en retire le créosol, et le gaïacol qu'il reconnaît identique avec un corps obtenu, dans la distillation de la résine de gaïac. Ces deux corps sont mélangés, dans la créosote, à divers monophénols.

Le gaïacol (éther monométhylique de la pyrocatéchine) a pour formule $C^6H^4\!\!<^{O.CH^3_{(1)}}_{\ OH_{(2)}}$, la pyrocatéchine étant l'orthodiphénol $C^6H^4\!\!<^{OH_{(1)}}_{OH_{(2)}}$; il bout à 200°. Le créosol (éther monométhylique de l'homopyrocatéchine ou méthylhomopyrocatéchine), a pour formule $C^6H^3\!\!-\!\!O.CH^3_{(3)}\genfrac{}{}{0pt}{}{\diagup CH^3_{(1)}}{\diagdown OH_{(4)}}$, l'homopyrocatéchine étant un oxyphénol toluénique $C^6H^3\!\!-\!\!OH_{(3)}\genfrac{}{}{0pt}{}{\diagup CH^3_{(1)}}{\diagdown OH_{(4)}}$. Il bout à 220-224°.

Le gaïacol est considéré aujourd'hui comme le principe le plus important, au point de vue thérapeutique, de la créosote de bois. On doit donc s'attacher à n'employer qu'une créosote bien préparée; on croyait que ce produit renfermait 60 à 90 °/₀ de gaïacol, le reste étant constitué par du créosol et un peu de monophénols. Les savantes recherches de Béhal et de Choay nous ont montré qu'il est loin d'en être ainsi ; de plus, on trouve, aujourd'hui, dans le commerce, beaucoup de créosotes privées de la majeure partie de leur gaïacol qu'on en extrait pour l'usage médical.

Béhal et Choay (1) ont déterminé les conditions que doit remplir une bonne créosote officinale. Pour cela, à l'aide d'un procédé analytique qu'ils ont imaginé, ils ont cherché la composition de créosotes types de hêtre et de chêne obtenues à des températures différentes. Voici les résultats de leur travail.

La créosote de hêtre pure passant de 200 à 210° contient 26,5 °/₀ de gaïacol ; la créosote passant de 210 à 220° n'en contient pas. Si l'on ne sépare pas les parties passant entre 200 et 210° d'une part, 210 et 220°, d'autre part, la créosote renferme 20 °/₀ de gaïacol. Par conséquent, si le gaïacol était l'unique principe que l'on recherchât dans la créosote, il faudrait lui demander un point d'ébullition compris entre 200-210°.

Mais cette condition éliminerait une grande partie du créosol bouillant vers 220° ; or, Gilbert a reconnu à ce corps une activité manifeste. La créosote répondant aux exigences de la médecine doit donc bouillir entre 200-220°. La densité de ce produit ne doit pas être inférieure à 1,080 ; sa composition, en nombres ronds, est :

Gaïacol	20
Créosol....................	40
Phénols monoatomiques.....	40
	100

---

(1) *Composition quantitative des créosotes de bois de hêtre et de bois de chêne*, par A. Béhal et E. Choay, *Journal de Pharmacie et de Chimie*, 5ᵉ série, 1894, t. XXX, page 154.

Quant à la créosote de chêne, elle est moins riche en gaïacol et plus riche en monophénols, circonstance qui doit la rendre plus caustique, la causticité de la créosote étant due essentiellement aux monophénols. Sa densité est inférieure à celle de la créosote de hêtre :

Créosote de hêtre passant à 200-210° d = 1,085 à 17°
Créosote de chêne   —   à 200-210° d = 1,068 à 15°

Béhal et Choay ont aussi déterminé la nature et la proportion des monophénols existant dans la créosote de hêtre. Pour 100 parties de ces monophénols, ils ont trouvé :

Phénol ordinaire	13
Orthocrésylol	26
Méta et paracrésylol	29
Ortho-éthylphénol	9
Métaxylénol 1.2.3	5
Métaxylénol 1.3.5	2,5
Phénols divers non caractérisés	15,5
	100,0

Propriétés. — Les caractères donnés par le supplément du *Codex* sont ceux de la *créosote de hêtre* remplissant les conditions indiquées par Béhal et Choay.

La créosote est un liquide légèrement oléagineux, très réfringent, incolore, mais se colorant en jaune à la lumière ; caustique, doué d'une odeur forte et particulière, d'une saveur brûlante.

Sa densité est comprise entre 1,08 et 1,09 (1) ; elle bout entre 200 et 220°.

Elle est peu soluble dans l'eau froide, plus soluble dans l'eau chaude, miscible avec l'alcool, l'éther, la

(1) Le *Codex* n'indique pas à quelle température ; il faut déterminer cette densité à 15°.

benzine, le chloroforme et les huiles grasses ; soluble dans la glycérine officinale.

Elle est neutre au tournesol.

Essai. — Altération. — La créosote peut renfermer des bases odorantes, des hydrocarbures.

G. Freyss (1) attribue la coloration que prend la créosote à la lumière, à des bases odorantes, dont il est facile de constater la présence : on agite un volume de créosote avec un volume d'acide sulfurique dilué de son poids d'eau. Par le repos, le mélange se sépare en deux couches ; la couche aqueuse, additionnée d'un petit excès de soude caustique, dégage une odeur narcotique très désagréable due aux bases volatiles et le liquide se colore. Une bonne créosote ne doit pas, dans ces conditions, donner d'odeur appréciable.

La créosote est entièrement soluble dans les solutés concentrés de potasse ou de soude et l'eau ajoutée à la liqueur forme un liquide limpide ; au contraire, si la créosote contenait des hydrocarbures, l'eau les précipiterait et on obtiendrait une liqueur trouble.

Falsifications. — *a) Phénol, créosote de goudron de houille.* Ces produits abaissent la densité de la créosote. La créosote mélangée avec son poids de collodion s'épaissit ; si elle renferme du phénol, elle se prend en gelée.

En dissolvant 10 gouttes de créosote dans 10^{cc} d'alcool à $90°$, on obtient, par addition d'une goutte de chlorure ferrique officinal à 1/20, une coloration *bleue violette* qui passe au *vert* par une nouvelle addition de soluté de

(1) *Notes sur la créosote de goudron de hêtre, le gaïacol liquide et le gaïacol cristallisé,* par G. Freyss. *Moniteur scientifique,* Avril 1896.

chlorure ferrique, puis devient *vert sale* par un excès de ce réactif ; cette dernière coloration se détruit ensuite rapidement et devient *acajou*. La créosote de bois, mélangée de créosote de houille, prend, dans les mêmes conditions, une coloration bleue violacée.

Les réactions, au moyen du chlorure ferrique sont illusoires ; quant à la coagulation du collodion, elle ne donne pas non plus de renseignements précis. En effet, tous les monophénols synthétiques, pouvant être contenus dans la créosote, le coagulent (Béhal et Choay).

Agitée avec 5 fois son volume d'ammoniaque officinale, elle ne se dissout qu'en très faible proportion et, après repos, son volume n'a pas diminué ; si elle contient de la créosote de houille, elle se dissout plus abondamment.

b). — La créosote commerciale peut être plus ou moins privée de son gaïacol. Les caractères physiques de la créosote, sa densité et surtout son point d'ébullition, permettent de reconnaître si elle est propre à l'usage médical. En cas de doute, il faudrait avoir recours à l'analyse quantitative.

Béhal et Choay ont (1) donné une méthode d'analyse qui permet de séparer et de doser les principes constituants de la créosote.

Titrage de la créosote. — On fait passer un courant d'acide bromhydrique dans de la créosote additionnée d'une certaine quantité d'eau et l'on chauffe vers 100° ; les éthers des diphénols sont déméthylés :

$$C^6H^4 {<}^{O.CH^3}_{OH} + HBr = C^6H^4 {<}^{OH}_{OH} + CH^3Br.$$

(1) *Analyse des créosotes officinales, gaïacol,* par A. Béhal et E. Choay. *Comptes rendus de l'Académie des sciences,* 30 Janvier 1893.

On distille à la vapeur d'eau ; les monophénols passent à la distillation ; les diphénols formés restent dans le résidu. On épuise les deux liquides au moyen de l'éther ; l'un de ces épuisements permet d'obtenir les monophénols, l'autre les diphénols. On sépare la pyrocatéchine de l'homopyrocatéchine au moyen du benzène qui dissout cette dernière. On calcule les poids de gaïacol et de créosol correspondant aux poids des oxyphénols trouvés.

Usages. — La créosote est un puissant antiseptique, un coagulant de l'albumine, un caustique.

Administrée aux phtisiques, elle produit, sinon la guérison complète, du moins une diminution de l'expectoration, un retour de l'appétit, la disparition des sueurs. C'est de tous les médicaments balsamiques, successivement employés dans le traitement de la tuberculose pulmonaire, celui dont l'action est la plus efficace.

La créosote est aussi employée comme désinfectant de certaines plaies et dans la carie dentaire.

A l'intérieur, on administre la créosote à la dose de $0^{gr},50$ à 2 grammes par jour, sous forme de vin, d'huile de foie de morue créosotée, d'élixir, de sirop, de capsules, de pilules. Les formules suivantes peuvent servir de types pour l'administration de la créosote par la bouche.

HUILE DE FOIE DE MORUE CRÉOSOTÉE

(Supplément du *Codex*)

Pr. Créosote officinale.....   ....   15 gr.
    Huile de foie de morue...............   985 —

Mélangez.

Une cuillerée à bouche renferme environ $0^{gr},20$ de créosote.

VIN CRÉOSOTÉ (Dujardin-Beaumetz)

Pr. Créosote . . . .   18 gr.
   Alcool. . . . .   250 —
   Sirop de sucre . . . .   100 —
   Vin de Malaga . . . .   Q. S. pour un litre.

SIROP CRÉOSOTÉ

Pr. Créosote . . . .   10 gr.
   Alcool à 90° . . . .   50 —
   Glycérine officinale . . . . .   100 —
   Sirop de groseille . . . . . .   840 —

Une cuillerée à bouche de ce sirop renferme à peu près $0^{gr}20$ de créosote. On doit le prendre étendu d'un peu d'eau.

PILULES DE CRÉOSOTE

(Supplément du *Codex*)

  Pr. Créosote officinale . . . .   10 gr.
   Poudre de savon amygdalin
    desséché à l'étuve . . . . . .   Q.S.

Faites cent pilules molles contenant chacune $0^{gr}10$ de créosote.

Les capsules de créosote contiennent le médicament en dissolution dans une huile (huile de faîne, huile d'amandes ou l'huile de foie de morue).

CAPSULES CRÉOSOTÉES (Fournier)

Pr. Créosote . . . .   10 gr.
   Huile de foie de morue . .   90 —

On distribue la solution dans 200 ou 500 capsules. Dans le premier cas, chaque capsule renferme $0^{gr}05$ et, dans le second, $0^{gr}02$ de créosote.

L'estomac des tuberculeux supportant bien rarement des doses de créosote atteignant et même, dans certains cas, dépassant un gramme, on administre souvent ce médicament en injections hypodermiques ou en lavements, fréquemment aussi en pulvérisations, quelquefois en inhalations. Les frictions avec la créosote deviennent d'un usage courant, surtout depuis que Saillet a montré qu'elle est absorbée par la peau. Pour faire ces frictions, la créosote doit être sous forme de pommade, dissoute dans une huile ou mieux encore dans l'alcool (Saillet). Les frictions d'alcool créosoté produisent le même effet antithermique que les badigeonnages au gaïacol.

INJECTION HYPODERMIQUE (Gimbert)

Pr. Créosote du hêtre .... 1 gr.
Huile d'olive stérilisée.... . 14 —

On stérilise l'huile en la chauffant, dans une étuve, à une température d'au moins 120°.

Gimbert emploie un injecteur spécial; Burlureau utilise la pression seule du liquide. Un réservoir, placé assez haut, communique, à l'aide d'un tube en caoutchouc, avec une aiguille perforée qui est introduite dans les tissus, et c'est graduellement et très lentement que la solution créosotée pénètre dans le tissu cellulaire.

Dujardin-Beaumetz (1) préfère employer une seringue analogue à la seringue primitive de Pravaz et pouvant contenir de 15 à 20 grammes de solution médicamenteuse. ,

La quantité de liquide à injecter est variable; en moyenne, elle est de 15 grammes, dose qui correspond à 1 gramme de créosote; mais on peut en injecter une dose plus considérable, 20, 25 et même 30 grammes de la solution. Cependant, au début, il est prudent de n'introduire que 5 à 10 grammes. Le lieu le plus commode pour pratiquer l'injection est celui qui existe à la partie postérieure du thorax, vers l'épine de l'omoplate. En ce

____

(1) *Les Nouvelles Médications* (2ᵉ série), par Dujardin-Beaumetz. O. Doin, éditeur, Paris 1891.

point, le tissu cellulaire est très lâche et peut recevoir, sans inconvénient, de grandes quantités de liquide.

Les injections se pratiquent tous les deux jours et sont peu douloureuses; au bout de quelques minutes, l'haleine des malades prend l'odeur de la créosote. Elles sont contre-indiquées quand il y a fièvre ou hémoptysie.

LAVEMENT CRÉOSOTÉ (Revillet)

Pr. Eau...................... 200 gr.
Créosote pure.............. 2 à 4 —
Huile d'amandes douces.... 25 —
Jaune d'œuf .... No 1.

SUPPOSITOIRES CRÉOSOTÉS

On peut les faire à la façon ordinaire; mais Kügler (1) préfère enfermer la créosote dans des suppositoires creux ($0^{gr},50$ de créosote par suppositoire); ils ne produisent pas de cuisson à l'anus. Quelques minutes après leur introduction l'haleine exhale l'odeur du médicament. La diarrhée tuberculeuse est avantageusement modifiée par cette médication.

La dose de créosote introduite ainsi dans l'économie peut atteindre un et même deux grammes.

Pour les inhalations et les pulvérisations on associe souvent à la créosote l'essence d'eucalyptus (créosote une partie, essence d'eucalyptus une partie).

(1) *Société de Thérapeutique*, 14 octobre 1891.

GAÏACOL

MÉTHYLORTHODIOXYBENZOL ; MÉTHYLPYROCATÉCHINE

MÉTHOXY(2) - BENZÉNOL(1)

$$C^6H^4\underset{OCH^3_{(2)}}{\overset{OH_{(1)}}{<}}$$

On trouve aujourd'hui dans le commerce deux sortes de gaïacol : l'un, liquide et plus ou moins impur ; l'autre, cristallisé et pur qui est le produit officinal.

Préparation du gaïacol cristallisé (1). — Le gaïacol cristallisé se prépare par un *procédé synthétique* indiqué par Béhal et Choay.

On dissout, en refroidissant, 58^{gr} de sodium dans 600^{gr} d'alcool méthylique ; il se forme de l'alcool méthylique sodé, $CH^3.ONa$. On ajoute alors 270^{gr} de pyrocatéchine dissoute dans l'alcool méthylique ; le mélange se prend rapidement en masse.

On chauffe dans un autoclave, à la température de 120 à 130° avec un excès d'éther méthyliodhydrique. Il se produit du gaïacol mêlé de vératrol $C^6H^4\underset{O.CH^3}{\overset{O.CH^3}{<}}$

$$C^6H^4\underset{OH}{\overset{OH}{<}} + CH^3ONa + CH^3I = C^6H^4\underset{OCH^3}{\overset{OH}{<}} + NaI + CH^3OH$$

On laisse refroidir ; on distille pour retirer l'alcool, puis on entraîne le résidu par la vapeur d'eau. Le gaïacol est décanté, puis dissous dans la soude caustique

(1) *Comptes rendus de l'Académie des Sciences*, 30 janvier 1893.

et la solution sodique agitée avec de l'éther pour enlever le vératrol. On met le gaïacol en liberté par HCl et on l'entraine de nouveau par la vapeur d'eau. Enfin, on distille dans un tube Lebel-Henninger.

Dans ces conditions, il ne passe pas encore à température constante. Si l'on recueille la portion bouillant à 205-207° et qu'on la refroidisse par le chlorure de méthyle, le produit cristallise. Les cristaux sont du gaïacol pur.

Autres sources de gaïacol cristallisé. — On a signalé l'acide vanillique, produit secondaire de la fabrication de la vanilline, comme une source de gaïacol. L'acide vanillique est l'acide méthylprotocatéchique ; distillé sur un excès de chaux, il se dédouble en gaïacol et CO^2 :

$$C^6H^3 {\overset{\displaystyle -OH_{(1)}}{\underset{\displaystyle -CO^2H_{(4)}}{-OCH^3_{(2)}}}} = C^6H^4 {\overset{\displaystyle -OH_{(1)}}{-OCH^3_{(2)}}} + CO^2$$

Le gaïacol ainsi obtenu est beaucoup plus pur que celui que l'on retire de la créosote.

Tous les gaïacols liquides, riches en gaïacol, le laissent cristalliser quand on les refroidit et qu'on leur ajoute un cristal de ce corps. Le gaïacol obtenu par le froid se trouve dans le commerce avec le gaïacol synthétique. Ce dernier est désigné sous le nom de *Gaïacol Alpha* (marque déposée).

Préparation du gaïacol liquide (Industrie). — On distille le goudron de hêtre et on recueille ce qui passe entre 200 et 220° ; Le *gaïacol brut* ainsi obtenu est agité avec de l'alcool moyennement concentré, puis on le soumet à la distillation fractionnée. La portion qui distille vers 220° est dissoute dans son volume d'éther et on ajoute au liquide un excès de lessive de potasse alcoolique concentrée. La combinaison de gaïacol et de potasse se sépare à l'état cristallisé. On lave les cristaux à l'éther ; on les purifie par cristallisation dans l'alcool, puis on les décompose par l'acide sulfurique dilué.

Le gaïacol qui se sépare est de nouveau soumis à la distillation fractionnée (Fischer).

Propriétés. — 1° *Gaïacol cristallisé.* — C'est le gaïacol officinal ; il est chimiquement pur.

Il se présente en cristaux prismatiques, du système rhomboédrique, incolores, fusibles à 28°,5. Le gaïacol fondu reste en surfusion à une très basse température ; sa densité, à $+15°$, est 1,143 ; il bout à 205°.

Le gaïacol est soluble dans soixante fois son poids d'eau à $+20°$ et dans sept fois son poids de glycérine officinale $(D = 1,242)$, miscible avec son poids de glycérine de densité égale à 1,262. Il est très soluble dans l'alcool, l'éther, l'acide acétique et beaucoup de dissolvants organiques. Par l'évaporation de sa solution dans l'éther de pétrole, on l'obtient cristallisé. Il est volatil sans résidu.

2° *Gaïacol liquide* (Syn : gaïacol, gaïacol absolu). — Il contient environ 60 à 65 % de gaïacol, le reste étant formé de créosol et de divers phénols, notamment de crésols.

C'est un liquide incolore, d'une odeur aromatique particulière et non désagréable ; sa densité, à $+15°$, est 1,117. Placé dans de l'eau glacée et additionné d'un petit cristal de gaïacol cristallisé, le gaïacol liquide cristallise en partie.

Il bout de 203 à 208°.

Il est un peu soluble dans l'eau, complètement soluble

dans l'ammoniaque officinale en donnant, après quelques instants, une masse blanche de petits cristaux.

Additionné de soude caustique à 38°, le gaïacol donne une masse blanche solide.

Les produits vendus sous le nom de gaïacol liquide ou gaïacol absolu présentent de très grandes variations. Il faudrait s'en tenir à un seul type, celui dont nous venons de donner les caractères. En résumé, le gaïacol liquide est une créosote à points de distillation resserrés, très riche en gaïacol (1) (Freyss).

Essai. — La seule façon de déterminer la pureté du gaïacol cristallisé consiste à déterminer son point d'ébullition, sa densité et son point de fusion.

La détermination exacte du point de fusion du gaïacol, comme celui des autres phénols fondant à une température relativement basse est difficile. Suivant la remarque de Freyss on devrait se servir du point de cristallisation pour déterminer la pureté du produit. Cet essai se fait de la manière suivante : dans un vase à précipiter de 60^{cc}, on fait fondre 50^{gr} de gaïacol cristallisé. On refroidit le gaïacol fondu à environ 15° et on place un thermomètre au sein du liquide. Par addition d'un petit cristal de gaïacol, le produit liquide commence aussitôt à cristalliser ; la température monte à 28°,5 et se maintient constante pendant la durée de la cristallisation. Un produit cristallisant plus bas doit être considéré comme impur.

Quant aux caractères que donne le supplément du *Codex* pour le gaïacol cristallisé, ils n'ont pas grande valeur ; le gaïacol liquide *de bonne qualité*, les fournit également ainsi que nous nous en sommes assurés. La créo-

---

(1) *Notes sur la Créosote du goudron de hêtre, le Gaïacol liquide et le Gaïacol cristallisé*, par G. Freyss. *Moniteur scientifique*, avril 1896.

sote même donne, avec le chlorure ferrique, une coloration bleue-violette, passant au vert par un excès de réactif, analogue à celle que produit les gaïacols. Voici ces caractères :

$0^{gr}{,}50$ de gaïacol dissous dans 10^{cc} d'alcool à 90°, donne avec une goutte de perchlorure de fer officinal dilué à 1/20 une belle coloration bleue ; cette coloration se détruit rapidement. L'addition d'un excès de chlorure ferrique la fait virer au vert qui passe ensuite rapidement à l'acajou.

Agité avec deux fois son volume d'éther de pétrole, le gaïacol forme un mélange se séparant rapidement en deux couches limpides. Le mélange, selon le *Codex*, resterait trouble si le gaïacol était impur ; or, des échantillons de gaïacol *liquide*, mais riches en gaïacol, nous ont donné le même résultat que le produit cristallisé.

Enfin, ajoutons que le gaïacol cristallisé ne change pas quand on l'additionne d'acide sulfurique ; que le gaïacol liquide ne doit prendre, sous l'influence du même réactif, qu'une coloration à peine jaunâtre.

Pour savoir si le gaïacol liquide, que le Supplément du *Codex* ne mentionne pas, mais qui est encore si souvent employé, possède les caractères d'un produit médicamenteux, il faut déterminer son point d'ébullition, et s'assurer qu'il peut cristalliser facilement quand, après l'avoir refroidi vers + 15°, on l'additionne d'un cristal de gaïacol.

Tout récemment, Adrian a donné une méthode d'essai qui nous paraît suffisante pour les besoins de la pharmacie. Elle repose sur les points suivants :

1° Un bon gaïacol doit se dissoudre entièrement dans la proportion de $1^{gr}{,}2$ à $1^{gr}{,}5$ pour 100^{cc} d'eau distillée ; tout gaïacol qui, à la dose de 1^{gr}, donne un trouble avec 100^{cc} d'eau distillée doit être considéré comme suspect.

2° Si à une solution de gaïacol dans l'eau, on ajoute deux gouttes d'une solution au 1/10 de nitrite de sodium, puis une goutte d'acide nitrique, il se produit immédiatement une belle couleur jaune orangé, tirant légèrement sur le rouge.

L'intensité de la coloration étant proportionnelle à la quantité de gaïacol vrai contenu dans le produit commercial, on voit qu'il est facile de déterminer approximativement la richesse de ce produit.

Si donc, on agite, avec un volume d'eau connu, un poids également connu du produit à essayer, et si l'on fait la même expérience avec des solutions titrées de gaïacol pur, la coloration produite par le réactif dans les solutions permettra de déterminer colorimétriquement la proportion de gaïacol pur contenu dans la prise d'essai.

Avec une créosote privée de gaïacol, on n'obtient qu'une coloration jaune et trouble, bien différente de la coloration rouge orangée fournie par le gaïacol véritable.

Nous renvoyons, pour plus de détails, au mémoire d'Adrian (1).

On peut, du reste, déterminer la composition quantitative du gaïacol par la méthode indiquée par Béhal et Choay pour l'analyse de la créosote (*Voir page* 70).

Adrian (2) conseille d'opérer comme il suit :

« On opère sur 100^{gr} du produit à analyser pour atténuer dans la limite du possible les déperditions qui résultent de l'entraînement par la vapeur d'eau et de l'extraction à l'éther.

» L'appareil se compose : 1° d'un ballon d'une capacité de

(1) *Bulletin de Thérapeutique*, du 8 janvier 1897, et *Répertoire de Pharmacie*, du 10 février 1897.

(2) *Journal de Pharmacie et de Chimie*, 1897 (6ᵉ série), t. V, page 286.

500^{cc} qui sert à dégager de l'acide bromhydrique ; 2° d'un dispositif ayant pour but d'éviter les absorptions ; 3° d'un ballon d'une contenance de 250^{cc} destiné à recevoir le gaïacol à analyser; 4° d'un réfrigérant ascendant ; 5° d'un flacon laveur contenant un peu d'eau.

» Pour obtenir un dégagement bien régulier d'acide bromhydrique, on met environ 250^{gr} de tribromure de phosphore dans le premier ballon. Celui-ci est muni d'un bouchon à deux tubulures; dans l'une d'elles glisse la tige d'un entonnoir à décanter contenant de l'eau ; l'autre sert au dégagement de l'acide bromhydrique. En laissant tomber très lentement l'eau dans le ballon sur le tribromure de phosphore, l'acide bromhydrique se produit instantanément et son dégagement est parfaitement régulier si l'on a soin de bien régler le robinet de l'entonnoir. Quand le dégagement commence à se ralentir, on chauffe très légèrement le ballon en plaçant au-dessous de lui un récipient contenant de l'eau chaude dans laquelle on le fait plonger.

» L'acide bromhydrique gazeux se rend dans le ballon qui contient 100^{gr} de gaïacol à analyser et 10^{cc} d'eau ; le tube d'adduction doit plonger jusqu'au fond de la couche de gaïacol. Entre ces deux ballons, se trouve le dispositif destiné à éviter l'absorption du gaïacol dans le premier ballon. Cette précaution est justifiée par la facilité avec laquelle le gaïacol est aspiré par le récipient qui sert à produire l'acide bromhydrique, surtout lorsqu'on arrive à la fin de l'opération. Pour éviter cet inconvénient, on place un tube à boule d'une contenance de 200^{cc} ; de cette manière, si l'absorption se produit, le gaïacol est aspiré dans cette boule et retombe de lui-même dans le flacon après l'absorption.

» Nous avons observé que le courant d'acide bromhydrique gazeux entraînait toujours des portions plus ou moins grandes de gaïacol ; dans certains essais, nous avons même eu des pertes notables. On évitera ce nouvel inconvénient en plaçant à la suite du ballon contenant le gaïacol un réfrigérant ascendant : le gaïacol entraîné y sera condensé et retombera dans le ballon. Malgré cette disposition, le courant d'acide bromhydrique ne doit pas être violent et, ainsi que nous l'avons dit plus haut, on doit surveiller le dégagement avec la plus grande attention.

» On commence seulement à chauffer légèrement le gaïacol

après une demi-heure ; à ce moment, il a la couleur rouge vineuse signalée par MM. Béhal et Choay.

» Si l'on a un gaïacol très pauvre, la déméthylation est terminée en moins d'une heure ; si le gaïacol est riche, on fera bien de prolonger la réaction pendant une durée totale d'une heure et demie.

» Le produit de la réaction est versé dans un ballon d'une contenance d'environ 1 litre 1/2 et étendu de 500 à 600ᶜᶜ d'eau. Le ballon est mis en communication d'une part avec une source de vapeur et d'autre part avec un réfrigérant incliné. Le courant de vapeur d'eau entraîne les monophénols, tandis que les autres parties constituantes restent dans le ballon. On arrête l'opération lorsqu'il ne passe plus de liquide huileux : on doit la prolonger d'autant plus longtemps que le gaïacol à analyser est plus pauvre. Pour des gaïacols d'une richesse de 70-90 %, on peut arrêter la distillation lorsqu'on a obtenu un volume distillé de 3/4 de litre.

» Il s'agit maintenant d'extraire la pyrocatéchine contenue en dissolution dans le ballon en même temps que l'homopyrocatéchine. On fait trois extractions à l'éther et celui-ci est soumis à une évaporation lente dans un ballon surmonté d'un long tube.

» Nous avons, en effet, observé que par une évaporation trop rapide on risquait d'entraîner de petites portions de pyrocatéchine. Enfin, le résidu est chauffé rapidement à la flamme pour lui faire perdre ses dernières traces d'humidité.

» Pour séparer l'homopyrocatéchine de la pyrocatéchine, on emploie le benzène, ainsi que cela a été indiqué par MM. Béhal et Choay. Le benzène extrait totalement la pyrocatéchine qui y cristallise à froid.

» Nous avons fait les observations suivantes dont il est bon de tenir compte : 1º les moindres traces d'humidité sont un obstacle à la cristallisation complète de la pyrocatéchine ; 2º même en se servant de benzène bien desséché, on n'obtient pas toute la pyrocatéchine dans la première cristallisation. En reprenant les eaux mères, et les concentrant après refroidissement, on pourra encore récupérer des quantités plus ou moins grandes de pyrocatéchine, pouvant atteindre quelquefois 7 à 8ᵍʳ.

» En résumé, le procédé de dosage du gaïacol par la déméthylation nous a permis de doser le gaïacol avec une erreur possible de 5 à 6 % en moins.

» Avant d'entreprendre une analyse définitive, on fera bien de s'entraîner sur un gaïacol dont la richesse sera connue ou sur des mélanges artificiels composés de monophénols et de gaïacol ».

Usages. — Sahli (de Berne), en 1888, a recommandé le gaïacol, de préférence à la créosote, dans le traitement de la phtisie pulmonaire. Le gaïacol présente l'avantage d'être un produit chimiquement défini, tandis que la créosote n'est qu'un mélange en proportions variables, de gaïacol, de créosol et de divers phénols.

L'usage du gaïacol s'est bientôt répandu mais beaucoup de cliniciens l'ont trouvé infidèle et toujours inférieur à la créosote (Dujardin-Beaumetz, Constantin Paul, etc.). Les principes de la créosote, autres que le gaïacol, doivent donc posséder une part importante dans son action ; et, en effet, Gilbert a reconnu au créosol une activité manifeste. Les observations cliniques sont confirmées par l'expérimentation faite sur les animaux tuberculisés et par les recherches établissant que la créosote a un pouvoir antiseptique supérieur et une puissance toxique inférieure à ses divers composants (1).

Le gaïacol est un anesthésique local (Lucas-Championnière, C. André, etc.).

Les badigeonnages de gaïacol ont une action antithermique évidente, action que possède également la créosote, liquide plus ou moins riche en gaïacol.

Le gaïacol, quel que soit son mode d'administration, s'élimine, en partie, par les urines, en partie par les poumons, peut-être aussi par les glandes salivaires. Il

(1) *Etude comparative sur la Créosote et ses dérivés*, par E.-A. Main, thèse, Faculté de Médecine de Paris, 1891-1892, n° 112.

est difficile d'avoir une mesure exacte de la part qui revient aux reins dans l'élimination du gaïacol, parce que l'urine contient souvent des phénols. Quoiqu'il en soit, l'urine des personnes qui sont soumises au traitement créosoté prend souvent une nuance noirâtre ou olivâtre. Linossier et Lannois ont mis hors de doute l'absorption du gaïacol par la peau. Leur mode d'expérimentation et les résultats qu'ils ont obtenus méritent de nous arrêter un instant (1).

Après avoir badigeonné la peau, ils la recouvrent d'une toile imperméable ; pour éviter l'absorption pulmonaire, le sujet est revêtu d'un masque à anesthésie et, au moyen d'un long tube en caoutchouc, il respire l'air d'une salle voisine. On constate que le gaïacol passe dans ses urines en quantité beaucoup plus grande que lorsqu'on le fait absorber directement par les voies respiratoires.

Pour expliquer le mécanisme de l'absorption, on ne peut invoquer l'irritation de l'épiderme, car le gaïacol n'altère pas la peau lorsqu'il est pur ; des expériences prouvent qu'il est absorbé à l'état de vapeur ; en effet, l'absorption se fait lorsqu'on entoure le membre d'un manchon sur la surface externe duquel on étend le gaïacol et qu'on enferme le tout dans un sac imperméable.

Comme nous l'avons dit plus haut, il est difficile de doser exactement le gaïacol éliminé par l'urine ; cette réserve faite, voici les observations de Linossier et Lannois, au sujet de l'élimination du gaïacol absorbé par la peau. La quantité éliminée peut être considérable ; après un badigeonnage de 5^{gr} de gaïacol, les auteurs en ont trouvé $3^{gr}50$ dans les urines (dosage colorimétrique)

____

(1) *Société de Thérapeutique*, 11 avril 1894.

pour 2^{gr} employés en frictions, l'élimination a été de $1^{gr},10$ de gaïacol. Mais, selon leur remarque, pour savoir exactement quelle a été l'absorption, il faudrait ajouter à l'élimination par les urines, celle qui s'est faite par les glandes salivaires, les poumons, etc.

La dose qui donne les meilleurs résultats est de 4^{gr}, en badigeonnages sur la peau ; l'absorption est alors de 55 °/₀ ; avec une dose plus forte de gaïacol, l'élimination n'est plus que de 35 à 37 °/₀ ; on risque peut-être alors d'intoxiquer le malade.

Les badigeonnages sur le thorax agissent plus que sur les membres ; il faut avoir soin, après avoir étendu le gaïacol avec un pinceau, de recouvrir la peau avec une toile imperméable et une couche de coton, de façon que l'élévation de température facilite la production des vapeurs.

Ce procédé est préférable à l'administration du gaïacol par la voie buccale qui est forcément limitée par la tolérance gastrique ; il est plus pratique que l'injection souscutanée.

Le gaïacol s'administre par la bouche, en injections hypodermiques, en lavements, en badigeonnages. Les doses sont les mêmes que pour la créosote ; du reste, elles n'ont guère d'autres limites que la susceptibilité du malade. Bourget soumet ses malades à un traitement intensif par le gaïacol ; il leur fait prendre du vin gaïacolé, des lavements d'huile gaïacolée et les fait frictionner avec le gaïacol.

Il est prudent cependant de tâter la susceptibilité des malades qui sont quelquefois très déprimés après des badigeonnages avec le gaïacol. Après une application d'un mélange de glycérine et de gaïacol à parties égales, Grellety a observé une diurèse intense et des sueurs profuses qui affaiblissent beaucoup les malades.

Brard (1) a signalé les dangers des badigeonnages de gaïacol ; ces dangers résultent de l'action hypothermique immédiate qu'ils produisent.

Un abaissement exagéré de la température peut entraîner de la catalepsie et aller jusqu'à la mort ; cet accident n'est guère à craindre lorsque la dose de 2^{gr} n'est pas dépassée.

Dans d'autres cas, il arrive que la température des malades, après l'abaissement qui s'est produit, remonte brusquement en même temps que les phénomènes morbides reparaissent avec une intensité considérable.

A l'intérieur, on donne le gaïacol en solution dans l'eau alcoolisée ou dans le vin, en capsules ou en pilules. Donnons seulement la formule d'une solution comme exemple de préparations liquides :

SOLUTION (Salhi)

Pr. Gaïacol	2 gr.
Alcool......................	20 —
Eau	180 —

2 cuillerées à bouche après chaque repas.

Les capsules ou les pilules contiennent chacune $0^{gr},05$ de gaïacol ; on en prend 3 à 10 par jour.

Dans les injections hypodermiques, on associe souvent l'iodoforme au gaïacol :

INJECTION HYPODERMIQUE (Picot)

Pr. Gaïacol	5 gr.
Iodoforme........................	1 —
Huile d'olive vierge stérilisée... ..	} $\widehat{aa}$ Q.S pour 100^{cc}
Vaseline liquide.................	}

(1) *Province Médicale,* du 21 septembre 1895, d'après *Répertoire de Pharmacie.*

On administre au maximum 3^{cc} du liquide en injections sous-cutanées :

Pr. Gaïacol.. X gouttes
    Huile d'olive, une cuillerée à bouche ; jaune d'œuf pour émul-
    sionner ; eau Q. S. pour un lavement de 250 gr.

Nous avons dit que le gaïacol est un anesthésique local; on a utilisé cette propriété dans le traitement des névralgies, des douleurs inflammatoires, des brûlures et, en art dentaire, dans le traitement des pulpites. On l'emploie sous forme de topique gaïacolé ou en injection hypodermique (solution au 1/20 de gaïacol dans l'huile vierge stérilisée).

Colleville, de Reims (1), injecte une solution composée de 10 gouttes de chloroforme pour 6 de gaïacol (en poids $8^{gr}60$ et $6^{gr}76$). Suivant l'âge, l'intensité de la douleur, la susceptibilité du malade, on injecte au point douloureux de 15 à 60 gouttes, en moyenne 30 gouttes. Si la zone douloureuse est étendue (sciatique) on peut faire, en une séance, plusieurs injections espacées.

A la dose de 60 gouttes, les injections sous-cutanées de gaïacol chloroformé sont souvent suivies d'un noyau d'induration qui se dissipe peu à peu. Colleville insiste sur ce point que ces injections évitent le danger du mor- phinisme. Elles sont indiquées, de préférence aux fric- tions, quand les douleurs sont profondes; au contraire, les frictions au gaïacol trouvent leur indication quand le siège de la douleur est superficiel ou inaccessible à la piqûre.

(1) *Des injections sous-cutanées de gaïacol chloroformé*, par Colle- ville. *Union Pharmaceutique* 1897, t. XXXVIII, page 54, d'après *Gazette hebdomadaire* et *Revue des Sciences médicales*.

Pize (1) emploie le gaïacol pour produire l'analgésie avant l'application des pointes de feu.

On imbibe une fine compresse d'un peu de gaïacol liquide (de 1 à 3 ou 4^{gr}). La compresse est maintenue environ dix minutes au contact de la peau recouverte d'une toile gommée, dans le but de prévenir toute évaporation. L'appareil étant enlevé, on procède à la cautérisation ponctuée, laquelle serait à peine sentie.

Les essais auxquels s'est livré Ferrand confirment les assertions de Pize. 1 à 2^{gr} de gaïacol peuvent le plus souvent produire une analgésie suffisante pour permettre d'exécuter sans douleur de petites opérations superficielles.

Recherche et Dosage des phénols dans l'urine. — Dans les urines, on trouve normalement des phénols ; dans les urines pathologiques, la quantité peut augmenter dans d'assez grandes proportions. Ces phénols se trouvent à l'état de phénylsulfates de potassium. Tels sont les phényl et crésyl-sulfates de potassium :

$$SO^2\!\!<^{OC^6H^5}_{\ OK} \qquad SO^2\!\!<^{OC^7H^7}_{\ OK}$$

Phénylsulfate.   Crésylsulfate.

Il ne faut pas confondre ces sels qui correspondent à l'éthylsulfate avec les sulfonates de formule :

$$C^6H^5\text{-}SO^3K \qquad C^7H^7.SO^3K$$

Phénolsulfonate.   Crésolsulfonate.

Après l'ingestion de la créosote, la quantité de ces phénylsulfates augmente évidemment en même temps

(1) *Emploi local du Gaïacol pour l'application des pointes de feu. Union Pharmaceutique*, 1897, t. XXXVIII, page 110.

que de la pyrocatéchine et de l'hydroquinone éliminées en partie à l'état d'éthers sulfuriques.

Par conséquent, la constatation de phénols dans l'urine, même en quantité assez notable ne suffit pas pour conclure à la quantité de créosote éliminée. Il faudrait pouvoir doser les phénylsulfates dans l'urine du malade, avant et après le traitement créosoté. On peut y arriver en suivant l'une des méthodes suivantes :

1° Pour doser les phénylsulfates, le procédé, qui nous paraît le plus simple, consiste à doser d'abord l'acide sulfurique des sulfates. Une autre portion de l'urine est mise à bouillir avec de l'acide chlorydrique qui met en liberté l'acide sulfurique des phénylsulfates ; sur cette liqueur on dose l'acide sulfurique total et la différence des deux dosages donne le poids d'acide sulfurique combiné aux phénols.

2° Divers auteurs ont cherché à doser colorimétriquement les phénols. Aman (1) conseille d'opérer comme il suit :

Dans un petit ballon, pourvu d'un tube recourbé deux fois à angle droit, destiné à conduire les produits de la distillation dans une éprouvette refroidie, il introduit 60^{cc} d'urine additionnée de quelques centimètres cubes d'acide sulfurique, et quelques fragments de pierre ponce pour empêcher les soubresauts. Il est préférable de condenser les vapeurs à l'aide d'un réfrigérant en verre.

Les phénylsulfates sont décomposés et les phénols passent à la distillation. On recueille 30^{cc} de liquide. On peut admettre, dit Aman, que celui-ci renferme les phénols contenus dans 50^{cc} d'urine.

(1) *Revue de la Suisse Romande*, d'après l'*Union Pharmaceutique*, 1897, t. XXXVIII, page 35.

Dans ce liquide distillé, on dose les phénols colorimétriquement, soit par le réactif de Millon, soit par l'acide diazobenzolsulfonique.

1° *Par le réactif Millon.* — Au liquide distillé, on ajoute 20^{cc} d'eau additionnée de 20 gouttes de ce réactif et l'on chauffe dans un matras jusqu'à commencement d'ébullition. On laisse refroidir et l'on filtre ; le liquide a une teinte qui varie du rouge cerise au rouge foncé, selon la proportion relative des phénols mélangés. La teinte est comparée à une échelle de liquides colorés normaux (étalons) ; ou bien cette liqueur est étendue d'eau distillée dans une éprouvette graduée jusqu'à ce que l'on obtienne une teinte identique à celle d'un liquide étalon dilué.

D'après le volume total du liquide obtenu, on obtient, par un calcul facile, la quantité de phénols.

2° *Par le réactif diazobenzolsulfonique.* — Le produit de la distillation, refroidi et étendu de 20^{cc} d'eau distillée, est additionné de quelques gouttes d'une dissolution saturée de carbonate de sodium pur, puis de 3^{cc} d'une solution aqueuse à 2 °/₀ d'acide diazobenzolsulfonique. Dans ces conditions, il se forme à froid des produits colorants, dont la couleur varie du jaune orange au rouge foncé, selon la nature des phénols isolés.

Cette coloration est directement comparée à une échelle de liquides étalons ou bien elle est diluée de façon à coïncider avec un liquide normal.

Préparation des liquides normaux. — On mélange 75 parties de paracrésol pur et de 25 parties de phénol cristallisé, puis une série de solutions dans l'eau distillée, contenant 10, 20... 100 milligr. du mélange de ces phénols par litre. Ces mélanges sont traités par les réactifs, comme on le fait, avec le produit dilué de la distillation de l'urine. On obtient ainsi deux séries de liquides colorés : les uns, par le réactif de Millon, les autres, par l'acide diazobenzolsulfonique.

Les liquides colorés par le réactif Millon étant peu stables, on reproduit leur teinte au moyen d'une matière colorante sur une feuille de papier (teinture alcoolique de cochenille par exemple). On forme ainsi une échelle colorimétrique.

Les liquides colorés par l'acide sont plus stables et peuvent être conservés pour servir directement de points de comparaison.

Quant à la dissolution aqueuse d'acide diazobenzol-sulfonique, elle ne doit être faite qu'au moment de s'en servir.

NAPHTOLS

On considère le naphtalène comme résultant de la soudure de deux noyaux benzéniques ayant en commun deux atomes de carbone. Les atomes d'hydrogène diffèrent selon que le carbone auquel ils sont unis est lié directement ou indirectement à l'un des deux atomes de carbone communs. Les quatre atomes de carbone en relation directe avec les deux atomes communs aux deux noyaux benzéniques sont représentés par la lettre α; les autres, également au nombre de quatre, sont désignés par la lettre β. On a donc pour schémas du naphtalène :

$$
\begin{array}{c}
\text{CH} \quad \text{CH} \\
\alpha \quad \quad \alpha \\
\text{C} \\
\text{HC}\ \beta \qquad \beta\ \text{CH} \\
\text{HC}\ \beta \qquad \beta\ \text{CH} \\
\text{C} \\
\alpha \quad \quad \alpha \\
\text{CH} \quad \text{CH}
\end{array}
$$

En vertu de la symétrie de la figure, tous les atomes d'hydrogène en α sont identiques; il en est de même des atomes d'hydrogène en β. Par conséquent, les dérivés monosubstitués du naphtalène sont toujours au nombre de deux, que l'on désigne par les lettres α et β, selon que l'atome d'hydrogène remplacé occupait la position α ou la position β.

Il existe donc deux dérivés sulfonés du naphtalène : l'acide monosulfoné α et l'acide monosulfoné β.

$$C^6H^4 \diagdown \begin{matrix} CH = CH \\[-4pt] | \\[-4pt] C.SO^3H = CH \end{matrix} \qquad C^6H^4 \diagdown \begin{matrix} CH = CH \\[-4pt] | \\[-4pt] CH = C.SO^3H \end{matrix}$$

$$\begin{matrix} (\alpha) & (\beta) \\ \text{Acide monosulfoné } (\alpha) \end{matrix} \qquad \begin{matrix} (\alpha) & (\beta) \\ \text{Acide monosulfoné } (\beta) \end{matrix}$$

Ces deux isomères se forment simultanément lorsque l'on chauffe un mélange à parties égales de naphtalène et d'acide sulfurique monohydraté. L'un ou l'autre prédomine, selon que la température a été plus ou moins élevée. Ainsi, à 100°, on forme environ 80 % d'acide α et 20 % d'acide β ; l'inverse a lieu entre 180 et 200° parce que, dans ces conditions de température et en présence de l'acide sulfurique, l'acide α se convertit partiellement en acide β.

Les monosulfonates (β) de calcium ou de plomb étant notablement moins solubles que les monosulfates (α), on met à profit cette différence de solubilité pour séparer les deux acides isomériques. Pour cela, le liquide acide provenant de la réaction de l'acide sulfurique sur le naphtalène à une température en rapport avec l'isomère que l'on veut obtenir, est neutralisé, par exemple, par de la craie. On filtre et on concentre ; le sel β cristallise d'abord ; puis, après une nouvelle concentration, le sel α se sépare. On reprend chacun de ces sels par l'eau et, à la dissolution, on ajoute du carbonate de sodium qui précipite la chaux et convertit les naphtalène-sulfonates de calcium en sels de sodium. On filtre les liqueurs que l'on évapore à sec , les naphtalène-sulfonates de sodium, fondus avec de la soude en vase clos, donnent les naphtols ou plutôt leurs combinaisons alcalines :

$$C^6H^4\Big\langle\begin{matrix}CH = CH\\C.SO^3Na=CH\end{matrix} + 2\,NaOH = C^6H^4\Big\langle\begin{matrix}CH = CH\\C.ONa =CH\end{matrix} +SO^3Na^2+H^2O$$

(α)   (β)

α Naphtalène sulfonate
de sodium.

$$C^6H^4\Big\langle\begin{matrix}CH=CH\\CH=C.SO^3Na\end{matrix} + 2\,NaOH = C^6H^4\Big\langle\begin{matrix}CH=CH\\CH=C.ONa\end{matrix} +SO^3Na^2+H^2O$$

(α)   (β)

β Naphtalène sulfonate
de sodium

La masse fondue, reprise par l'eau, est décomposée par un acide et les naphtols mis en liberté sont purifiés par distillation dans un courant de vapeur d'eau et cristallisation dans l'eau bouillante.

<hr>

NAPHTOL (α)

(NAPHTYLOL (α)

$$C^6H^4\Big\langle\begin{matrix}CH = CH\\C(OH)=CH\end{matrix}$$

(α)   (β)

Propriétés. — Le naphtol α est cristallisé en aiguilles brillantes et incolores dont l'odeur rappelle celle du phénol.

Sa densité à + 4° est 1,224. Il fond à 96° en un liquide incolore bouillant entre 278-280°.

La vapeur d'eau l'entraîne facilement à la distillation.

L'eau froide ne dissout que des traces de naphtol α ;

elle le dissout notablement à chaud. Il est très soluble dans l'alcool, l'éther, le chloroforme, le benzène.

Le naphtol α, comme le naphtol β, se distingue des phénols proprement dits par une analogie plus grande avec les alcools ; tous les deux donnent facilement des éthers avec les acides.

Nous donnerons plus loin les réactions qui permettent de distinguer le naphtol α du naphtol β.

NAPHTOL (β)

(ISONAPHTOL ; NAPHTYLOL β)

$$C^6H^1 \underset{(\alpha)}{\overset{CH\ =\ CH}{\diagdown}} \underset{(\beta)}{\overset{CH\ =\ C\,(OH)}{}}$$

Propriétés. — Ce naphtol est en lamettes cristallines brillantes, incolores et possédant une légère odeur rappelant celle du phénol ; sa saveur est brûlante.

Il fond à 123° en un liquide incolore ; il bout à 286°.

A la pression normale, la vapeur d'eau entraîne peu ce naphtol à la distillation. Il est soluble dans 1000 parties d'eau froide ; dans 75 parties d'eau bouillante ; dans son poids d'éther, dans un peu moins de son poids d'alcool. Il se dissout facilement dans le benzène, dans le chloroforme, la glycérine, les huiles, les alcalis. Il se dissout dans 50 fois son poids d'ammoniaque.

Essai des naphtols. — Les naphtols sont combustibles sans résidu.

La solution chloroformique de l'un ou de l'autre naphtol additionnée d'un fragment de potasse caustique portée à l'ébullition se colore en bleu.

Le chloroforme employé doit être exempt d'alcool.

On a indiqué de nombreuses réactions propres à distinguer l'un de l'autre les deux naphtols. Voici celles que le Supplément du *Codex* a adoptées :

	NAPTHOL (α)	NAPHTOL (β)
Solution aqueuse saturée à chaud du naphtol donne avec.... ...... { le perchlorure de fer	Flocons violets	Teinte verdàtre.
(l'ammoniaque..	Rien.	Fluorescence violette.
La solution alcoolique du naphtol essayé est additionnée de son volume d'acide azotique ; on y ajoute ensuite quelques gouttes d'azotate acide de mercure.....	Coloration noire brunàtre.	Coloration rouge cerise.
Deux gouttes de la solution alcoolique à 20 °/₀ du naphtol est additionnée de 1ᶜᶜ d'eau sucrée ; le liquide se trouble par suite de la précipitation partielle des naphtols. Le mélange est additionné d'une ou deux fois son volume d'acide sulfurique concentré ; on agite	Coloration (1) violette. (L'eau ajoutée à la liqueur y produit un précipité violet.)	Coloration brune.

Le procédé suivant (2) est d'une grande sensibilité. On ajoute à de l'eau 5ᶜᶜ d'une liqueur titrée de soude caus-

(1) Cette réaction n'est pas propre exclusivement au naphtol (α); mais elle permet de le distinguer du naphtol (β).

(2) *Journal de Pharmacie et de Chimie*, 1893 (5), t. XXVII, page 213, d'après *Pharmac. Centralh.*

tique normale, $0^{gr},05$ d'acide sulfanilique et, après dissolution, on mélange 5^{cc} d'acide sulfurique normal et $0^{gr},02$
de nitrite de sodium.

Le réactif est versé dans une solution de $0^{gr},04$ du
naphtol à essayer opérée dans de l'eau additionnée de 5^{cc}
de solution de soude caustique.

Le naphtol (α) donne une coloration rouge sang; le
naphtol (β) une teinte jaune rougeâtre. Par addition
d'acide sulfurique dilué aux liqueurs obtenues, on rend
les colorations plus persistantes.

Un procédé élégant, dû à Bourquelot, permet encore
de distinguer sûrement les naphtols (α) et (β). Il repose
sur l'action oxydante de ferments solubles (oxydrases)
contenus dans le suc de certains végétaux et notamment dans beaucoup de champignons.

Ce ferment existe surtout en quantité notable dans le
Russula delica.

Le suc de ce champignon exposé à l'air prend une
coloration rouge, puis noire. Cet effet est dû à l'oxydation éprouvée par la tyrosine sous l'influence du ferment;
de là le nom de *tyrosinase* que Bertrand a donné à cette
oxydrase.

Bourquelot a étudié l'action de ce ferment sur certains
composés employés en pharmacie et il a montré que
plusieurs d'entre eux prenaient des colorations caractéristiques permettant de les distinguer facilement les
uns des autres.

Nous bornerons cette application de la tyrosinase à la
distinction des naphtols (α) et (β).

Pour préparer une solution de son ferment, Bourquelot (1) triture la russule avec du sable lavé, puis la

____

(1) Bourquelot. *Journal de Pharmacie et de Chimie* (1896), 6e série,
t. 4, page 241.

délaye dans cinq parties d'eau chloroformée; par filtration, on obtient ainsi un liquide limpide et presque incolore à la condition toutefois que le champignon ne soit ni trop avancé ni envahi par des larves.

On dissout $0^{gr}50$ du naphtol à essayer dans 25^{cc} d'alcool absolu et on ajoute assez d'eau pour compléter 100^{cc}. A 50^{cc} de cette solution on ajoute 50^{cc} du réactif ci-dessus.

Naphtol (α) : Au bout de quelques instants, le liquide se colore en violet; la couleur s'accentue peu à peu puis passe au bleu ; bientôt il se forme un précipité bleu sale assez volumineux. Le précipité est en partie soluble dans l'éther qui se colore en mauve.

Naphtol (β) : Il se forme un précipité blanc qui jaunit peu à peu; le précipité est soluble presque tout entier dans l'éther qu'il colore en jaune foncé.

Usages des naphtols. — Les naphtols sont des antiseptiques et des parasiticides (1); ils sont surtout employés pour pratiquer l'antisepsie intestinale.

Bouchard a d'abord vulgarisé l'emploi du naphtol β, qui n'est pas toujours bien toléré par l'estomac ; aussi le médecin doit-il en surveiller l'emploi. La sensation de brûlure et de picotement qu'il produit sur les muqueuses de la bouche et du pharynx est tellement intense qu'on ne peut le prendre qu'en cachets.

Les expériences de Maximowitch ont, dans la suite, amené Bouchard à lui préférer le naphtol α.

Maximowitch, en effet, a montré que le naphtol α est trois fois plus antiseptique que le naphtol β, tout en étant trois fois moins toxique.

Le *Codex* prescrit au pharmacien, à défaut d'indica-

---

(1) Le naphtylsulfate (β) de calcium est un antiseptique employé, comme médicament, sous le nom d'*asaprol* et, comme agent de conservation des vins, sous le nom d'*abrastol*.

tion spéciale de délivrer le naphtol β. Nous ne voyons pas trop pourquoi ; il nous semble que le contraire serait plus logique.

Doses. — Le naptol β s'administre, à l'intérieur, à la dose de 0^{gr},50 à 3^{gr} dans les 24 heures ; la dose du naphtol α peut être portée à 5 ou 6^{gr} et même 8^{gr} dans la fièvre typhoïde grave.

On les fait prendre, en général, en cachets ; on utilise aussi leur solubilité dans les huiles fixes et on en prépare une solution dans l'huile d'amandes douces. Cette solution sert à préparer un looch huileux. Disons que cette forme est mauvaise, à cause de la saveur brûlante du naphtol β.

Lorsqu'on veut antiseptiser l'intestin, le mieux, est d'administrer le naphtol α en solution dans l'huile de ricin ; cette solution a l'avantage d'agir, à la fois, comme évacuant et comme antiseptique de l'intestin. Voici une formule type (1) :

Pr. Naphtol α	3 gr.
Chloroforme	0,30
Essence de menthe	0,10
Huile de ricin	Q. S pour faire 100^{gr}.

A prendre une à deux cuillerées à bouche à dix ans ; chez les enfants de trois à dix ans, administrer par cuillerées à café.

Le naphtol α peut encore s'administrer sous forme de tablettes comprimées telles que les suivantes :

Pr. Naphtol α	0^{gr},25
Poudre de rhubarbe	0 05
Extrait de belladone	0 01
Teinture alcoolique de cinnamonne	II gouttes.

Pour une tablette ; en prendre dix dans la journée ; deux à la fois.

1) *Gazette hebdomadaire de médecine et de chirurgie*, 1897, page 84.

A l'extérieur, on emploie le naphtol β : pour les lavages chirurgicaux, à la dose de 0^{gr},1 à 1^{gr} dans un litre d'eau alcoolisée à 5 %; pour pulvérisations dans les voies aériennes, à la dose de 2^{gr},5 pour un litre d'eau alcoolisée à 25 %; en pommade, à la dose de 5^{gr} pour 100^{gr} de vaseline, contre le prurigo et l'eczéma (1).

Pour obtenir des solutions concentrées de naphtol, on pourrait utiliser sa facile solubilité dans les alcalis; malheureusement les combinaisons alcalines du naphtol sont moins antiseptiques que lui. Carles conseille de diluer les solutions alcooliques concentrées avec de l'eau de savon. Le même auteur propose encore de dissoudre le naphtol dans l'alcool camphré; le camphre liquéfie le naphtol et le rend plus facilement miscible à l'eau.

On peut incorporer les naphtols au topique sulforiciné (environ 10 %). Le produit est opaque, mais ne dépose pas et, additionné d'eau, forme une émulsion suffisamment stable.

Il ne faut pas oublier dans l'établissement des formules médicales, que le camphre et l'antipyrine, triturés avec les naphtols, les liquéfient.

(1) *Annexe au Formulaire pharmaceutique des Hôpitaux militaires.* 1895, page 21.

BENZOATE DE NAPHTOL (β)

(BENZOATE DE NAPHTYLE ; BENZONAPHTOL)

$$C^6H^5.CO^2.C^{10}H^7$$

Le benzoate de napthol β éther benzoïque du naphtol correspondant a pour formule de constitution :

$$\text{ou } C^6H^4\begin{cases}CH=CH\\CH=CO\,(C^6H^5.CO)\end{cases}$$

Préparation. — Le procédé que nous allons donner est dû à Maikopar (1) qui le fit connaître en 1869 ; il consiste à faire réagir le chlorure de benzoyle sur le naphtol β :

$$C^6H^4\begin{cases}CH=CH\\CH=COH\end{cases}+C^6H^5.COCl=C^6H^4\begin{cases}CH=CH\\CH=CO.(C^6H^5.CO)\end{cases}+HCl$$

Naphtol. Chlorure de benzoyle. Benzonaphtol.

Yvon et Berlioz ont décrit les détails de la préparation, de la purification et de l'essai du benzonaphtol ; ces opérations figurent au Supplément du *Codex*.

Pr. Naphtol β..........................	250 gr.
Chlorure de benzoyle pur............	270 —

(1) *Journal Russ. Chem. Ges.*, page 122, 1869.

On introduit le naphtol pulvérisé et le chlorure dans un ballon de deux litres environ placé sur un bain de sable. On chauffe d'abord lentement, de façon à élever peu à peu la température à 170°. De l'acide chlorhydrique se dégage; on maintient cette température pendant une heure et on laisse refroidir. Par refroidissement, le contenu liquide du ballon se prend en une masse très dure constituée par du benzoate de naphtol mélangé avec du naphtol non combiné.

Purification. — On chauffe au bain-marie, vers 50 à 60° le produit brut pulvérisé avec une solution de 50^{gr} de lessive de soude par litre d'eau distillée; le naphtol se dissout; on laisse digérer 20 minutes; on décante, on verse le magma dans une allonge et l'on essore à la trompe. On recommence deux ou trois fois le même traitement, si cela est nécessaire, jusqu'à ce que le produit *bien desséché* ne donne plus les réactions du naphtol libre, notamment la coloration bleue avec la potasse et le chloroforme. Le benzoate de naphtol purifié est finalement dissous dans l'alcool à 90^c bouillant; il cristallise par refroidissement.

On pourrait aussi purifier le benzonaphtol brut par des cristallisations répétées dans l'alcool à 90^c bouillant qui retient en dissolution le naphtol ainsi qu'une certaine quantité de produit. Après chaque cristallisation, les cristaux sont essorés à la trompe. Ce procédé est moins économique que le premier qui est le seul dont le Supplément du *Codex* fasse mention.

Propriétés. — Le benzonaphtol est en petites aiguilles prismatiques, généralement microscopiques, blanches, inodores, insipides.

Il fond à 110° en un liquide incolore. Il est presque

insoluble dans l'eau ; en effet, à + 20°, 100^{gr} d'eau n'en dissolvent que 0^{gr}01.

Il est plus soluble dans l'alcool ; à + 22°, 100^{gr} d'alcool à 90° dissolvent 0^{gr}388 de benzonaphtol ; 100^{gr} du même alcool bouillant en dissolvent 13^{gr}625.

Le chloroforme est son meilleur dissolvant : 100^{gr} de ce véhicule en dissolvent environ 29^{gr}.

Essai. — Par suite d'une purification imparfaite, le benzonaphtol peut contenir du naphtol libre. De plus, on vend quelquefois, comme benzonaphtol, de simples mélanges de naphtol et d'acide benzoïque. Pratiquement on reconnaît cette falsification à la saveur brûlante du produit ; au contraire, le benzonaphtol est à peu près insipide. Le naphtol libre se recherche par les deux procédés suivants :

1° Une pastille de potasse caustique placée dans une solution chloroformique de benzonaphtol *bien sec* ne doit pas se colorer en bleu *après une simple ébullition*. Il est indispensable de se servir de chloroforme *non alcoolisé*. Si la coloration bleue survenait après un certain temps, elle pourrait être due à une décomposition produite pendant l'essai. Il ne faut pas oublier, en effet, que le benzonaphtol se modifie facilement en présence des alcalis, surtout à chaud.

2° Une solution alcoolique de benzonaphtol additionnée d'un volume égal d'acide azotique ne doit pas se colorer en *rouge cerise* lorsqu'on y fait tomber quelques gouttes de nitrate acide de mercure.

Usages. — Le benzonaphtol, introduit dans le tube digestif, traverse l'estomac sans être attaqué ; mais, dans l'intestin, il est décomposé par les liquides alcalins qu'il y trouve, en naphtol qui reste dans l'intestin où il se comporte comme puissant antiseptique, et en acide benzoïque combiné aux alcalis. Cet acide benzoïque est absorbé et éliminé, partie en nature, partie à l'état d'acide hippurique; il produit une diurèse plus ou moins prononcée.

Le benzonaphtol est un antiseptique intestinal précieux, bien préférable au naphtol β parce qu'il est dépourvu de toute saveur et qu'il n'est pas irritant. Il est aussi supérieur au bétol (salicylate de naphtol) parce qu'il est diurétique, que l'un des produits de sa décomposition, est un élément normal de l'urine et que l'élimination de cet acide ne fatigue pas les reins. Il faut aussi remarquer que l'acide benzoïque est supérieur à l'acide salicylique comme antiseptique.

Les expériences de Dominici ont montré que le benzonaphtol peut être administré à des doses considérables, sans que l'on ait à redouter d'accidents toxiques, ce qui paraît dû, en grande partie, à son action diurétique.

Dose : A l'intérieur : de $0^{gr},50$ à 4 et 5^{gr}, en cachets ou délayé dans de l'eau sucrée.

ÉTHERS SALICYLIQUES

DES PHÉNOLS

On trouve trois de ces composés au Supplément :
Le salicylate de Phénol ou *Salol;*

       —   de Crésol ou *Crésalol ;*

       —   de Naphtol β ou *Bétol.*

Leur préparation s'opère par des procédés identiques que nous allons faire connaître; nous prendrons surtout comme exemple la préparation du salol.

Préparation des éthers salicyliques. — Le procédé classique consiste à faire réagir le chlorure de salicyle sur le phénol sodé :

$$C^6H^4{<}_{OH}^{COCl} + C^6H^5ONa = C^6H^4{<}_{OH}^{COOC^6H^5} + NaCl$$

Chlore de salicyle.   Phénol sodé.   Salol.

$$C^6H^4{<}_{OH}^{COCl} + C^{10}H^7.OH = C^6H^4{<}_{OH}^{COOC^{10}H^7} + HCl$$

Naphtol

Le chlorure de salicyle s'obtient lui-même en traitant l'acide salicylique par le perchlorure ou l'oxychlorure de phosphore.

Dans la pratique (1), ces réactions peuvent être effectuées simultanément en chauffant, pendant quelques heures, entre 120 et 130°, un mélange de deux molécules

(1) *L'industrie de l'acide salicylique,* par E. Jungfleisch. *Journal de Pharmacie et de Chimie* (5) 1891, t. XXIV, page 366.

d'acide salicylique et de deux molécules de phénol avec une molécule d'oxychlorure de phosphore :

$$2\,C^6H^4{<}{\overset{\textstyle CO^2H}{OH}} + 2\,C^6H^5OH + POCl^3 = 2\,C^6H^4{<}{\overset{\textstyle CO^2C^6H^5}{OH}} + 3\,HCl + PO^3H$$

Acide salicylique.   Phénol.   Salicylate de phénol.   Acide métaphosphorique.

Dans le cas où l'on emploie le perchlorure de phosphore, on commence par faire agir une molécule de ce composé sur une molécule d'acide salicylique ; il se forme du chlorure de salicyle et de l'oxychlorure de phosphore :

$$C^6H^4{<}{\overset{\textstyle CO^2H}{OH}} + PhCl^5 = C^6H^4{<}{\overset{\textstyle COCl}{OH}} + POCl^3 + H.Cl$$

On ajoute au mélange deux molécules d'acide salicylique et trois molécules de phénol, puis on chauffe à 120-130°, comme ci-dessus.

Eckenroth prépare les éthers salicyliques des phénols en faisant réagir l'oxychlorure de carbone sur un mélange de phénol sodé et de salicylate de sodium :

$$C^6H^4{<}{\overset{\textstyle CO^2Na}{OH}} + C^6H^5ONa + COCl^2 = C^6H^4{<}{\overset{\textstyle CO^2C^6H^5}{OH}} + CO^2 + 2\,NaCl$$

Ce procédé a pour but d'éviter l'emploi du perchlorure ou de l'oxychlorure de phosphore, dont le prix est assez élevé. Nous ne pouvons entrer dans les détails de l'opération ; on les trouvera dans la note de Jungfleisch.

Les procédés que nous venons d'indiquer sont généraux et s'appliquent à la préparation des éthers salicyliques des divers phénols.

Enfin, P. Ernert a reconnu que l'acide salicylique, chauffé de 160 à 240°, donne du salol, à la condition d'enlever l'eau au fur et à mesure de sa formation et d'empêcher, le plus possible, l'accès de l'air. On réalise ces conditions en reliant la cornue renfermant l'acide, d'une part, avec un réservoir de gaz indifférent et, d'autre part, avec un aspirateur.

D'après P. Ernert, l'acide salicylique se transforme d'abord en anhydride :

$$2\,C^6H^4{<}^{CO^2H}_{OH} = {C^6H^4{<}^{CO^2H}_{O}} \atop {C^6H^4{<}_{CO^2H}} + H^2O$$

Acide salicylique. Anhydride salicylique.

Cet anhydride se décompose ensuite en salol et acide carbonique :

$${C^6H^4{<}^{CO^2H}_{O}} \atop {C^6H^4{<}_{CO^2H}} = C^6H^4{<}^{CO^2C^6H^5}_{OH} + CO^2$$

Acide salicylique. Salol.

Pratiquement, on obtient le rendement théorique : 2^k d'acide salicylique donnent $1,^k4$ à $1,^k5$ de salol.

SALICYLATE DE PHÉNOL

SALICYLATE DE PHÉNYLE ; SALOL

$$C^6H^4{<}^{CO^2.C^6H^5}_{OH}$$

Préparé en 1883 par Nencki, de Berne

Propriétés. — Le salol a l'apparence d'une poudre blanche cristalline, onctueuse au toucher; son odeur agréable rappelle celle de l'essence de Wintergreen.

Il fond à 42° en donnant un liquide incolore et brûle avec une flamme fuligineuse sans laisser de résidu.

Il est insoluble dans l'eau froide et dans la glycérine ; soluble dans dix parties d'alcool froid, très soluble dans l'éther et dans le chloroforme ; soluble dans la benzine, la vaseline, les huiles fixes et les essences.

Les solutions alcalines le dédoublent à chaud en phénol et acide salicylique qui restent combinés à l'alcali ; en ajoutant un excès d'acide à la liqueur refroidie, l'acide salicylique se sépare à l'état cristallisé et l'odeur du phénol se perçoit.

Essai. — Le salol doit être neutre au tournesol et volatil sans résidu.

Agité avec 50 fois son poids d'eau froide, la liqueur filtrée ne doit pas être colorée en violet par une goutte de perchlorure de fer (absence d'acide salicylique libre) et ne doit précipiter ni par le chlorure de baryum, ni par le nitrate d'argent.

Usages. — Le salol est antiseptique et antipyrétique. Il agit, à la fois, par son acide salicylique et son phénol.

Introduit dans le canal digestif, il traverse l'estomac sans être décomposé ; mais au contact des sucs alcalins de l'intestin, il se dédouble en acide salicylique et phénol. (Il donne 38 °/₀ de phénol). Appliqué sur les plaies, il est absorbé et décomposé de la même façon au contact du sang (Perrier et Patein).

Il n'est pas toxique ou du moins ne l'est pas aux doses auxquelles on l'emploie ; son innocuité n'est pas absolue, et l'on a observé des accidents à la suite de son ingestion ; Hesselback a même signalé un cas d'empoisonnement mortel. Ces accidents doivent être attribués à l'action de l'acide phénique sur les reins.

Il est mieux toléré que le salicylate de soude.

A l'intérieur, on l'emploie comme antiseptique intestinal, plus rarement comme antipyrétique.

Dose : 2 à 4^{gr} et même jusqu'à 8^{gr} ; mais il nous semble prudent de ne pas dépasser 4^{gr} par jour, en cachets et en potions.

La forme de potion est préférable à celle des cachets ; en effet, le salol doit être parfaitement divisé pour produire des effets constants. Pour préparer une potion, Carles recommande de triturer finement le salol avec son poids de sucre et de gomme et de délayer le mélange dans un julep gommeux. Le salol se maintient parfaitement en suspension dans cette potion.

A l'extérieur, on emploie le salol comme désinfectant ; il est souvent substitué à l'iodoforme dans les pansements antiseptiques. Il présente sur ce corps l'avantage de n'être pas toxique et d'avoir une odeur agréable; cependant il produit quelquefois une irritation à la surface et au pourtour des plaies. Ses formes pharmaceutiques externes sont la poudre, les pommades, les collodions, les suppositoires au salol, le salicylate de phénol sulforiciné (1), la gaze salolée. On le fait entrer dans des élixirs dentifrices.

Dans le cas où l'on voudrait associer le camphre au salol, il faudrait se rappeler que ces deux médicaments se liquéfient mutuellement.

Le salol ne se décomposant pas dans l'estomac, mais seulement dans l'intestin, Ceppi recommande de l'employer pour enrober les pilules destinées à agir seulement sur ce dernier organe.

---

(1) Le *Salicylate de phénol sulforiciné* se prépare en dissolvant à froid 15^{gr} de salol dans 80^{gr} de topique sulforiciné ; on filtre. Le mélange doit rester limpide.

Yvon a donné la formule d'une solution destinée à enrober les pilules :

$$Pr.\ \text{Salol} \dots\dots\dots\dots\dots\dots \quad 2\ \text{gr.}$$
$$\text{Tannin} \dots\dots\dots\dots\dots\dots \quad 0{,}50$$
$$\text{Ether à } 50^{\text{o}} \dots\dots\dots\dots\dots \quad 10{,}$$

On enrobe les pilules avec cette solution comme on le fait avec la teinture éthérée de baume de Tolu ; on renouvelle l'opération jusqu'à ce que la couche protectrice ait acquise une épaisseur convenable.

SALICYLATE DE NAPHTOL (β)

SALICYLATE DE NAPHTYLE ; BÉTOL

$$C^6H^4{<}{\,}^{CO^2.\,C^{10}H^7}_{OH}$$

Propriétés. — Le bétol est cristallisé en lamelles incolores (très légèrement aromatiques), insipides.

Il fond vers 95°.

Il est insoluble dans l'eau froide ; soluble dans 140 parties d'alcool à 95°, à la température de $+ 15°$; très soluble dans le chloroforme, assez soluble dans l'éther et la benzine.

Sa réaction est très faiblement acide.

Essai. — Le bétol ne doit contenir ni acide salicylique, ni naphtol libres.

Pour rechercher l'acide salicylique libre, on traite à froid le bétol par un soluté étendu de carbonate de sodium ; la liqueur obtenue, légèrement acidulée par l'acide chlorhydrique, ne doit pas se colorer en violet par le perchlorure de fer.

Pour rechercher le naphtol libre, on opère comme dans l'essai du benzonaphtol.

Pour caractériser le bétol lui-même, on le fait bouillir avec une solution de soude caustique qui le décompose en naphtolate et salicylate de sodium. La solution refroidie, acidulée par l'acide sulfurique ou l'acide chlorhydrique dilué, abandonne le naphtol β et l'acide salicylique. On reçoit le précipité sur un filtre et on le traite par une solution de carbonate de sodium qui ne dissout que l'acide salicylique. Le filtre retient le naphtol β insoluble. L'acide salicylique et le naphtol β sont aisément caractérisés.

Usages. — Les propriétés du bétol sont analogues à celles du salol ; comme lui, il traverse l'estomac sans altération ; mais, dans l'intestin, il est dédoublé en ses deux composants : acide salicylique et naphtol β.

On l'emploie principalement comme antiseptique intestinal et dans le catarrhe de la vessie.

Dose ordinaire : $0^{gr},50$ à 1^{gr} trois fois par jour. On le donne en cachets ou en suspension dans l'eau sucrée ou dans une potion.

SALICYLATE DE CRÉSOL

PARACRÉSALOL; SALICYLATE DE CRÉSYLOL; SALICYLATE
DE CRÉSYLE; CRÉSALOL

$$C^6H^4\!\!<^{CO^2\ C^6H^4(CH^3)}_{OH}$$

——

Les créosols sont les phénols toluéniques $C^6H^4\!\!<^{OH}_{CH^3}$

On en connaît trois (ortho, méta et para); il existe, par conséquent, trois crésalols correspondants :

L'ortho crésalol fusible à 36°;

Le méta crésalol fusible à 74°;

Le paracrésalol fusible à 39".

Il fond à 60°.

Le crésalol officinal est la variété para.

Propriétés. — Le crésalol constitue une poudre cristalline incolore, insipide, dont l'odeur rappelle celle du salol.

Il est insoluble dans l'eau, peu soluble dans l'alcool.

Essai. — Le crésalol ne doit pas contenir d'acide salicylique en excès. On s'en assurera en l'agitant avec de l'eau chaude et filtrant; la liqueur filtrée ne doit pas donner de coloration violette avec le perchlorure de fer.

Il doit se volatiliser sans résidu.

Usages. — Ses propriétés thérapeutiques et ses usages sont analogues à ceux du salol et du bétol.

Comme eux il n'est dédoublé que dans l'intestin en acide salicylique et crésol.

On le donne, à l'intérieur, aux mêmes doses que le salol.

Il est surtout employé comme succédané de l'iodoforme dans le pansement des plaies. On prépare une gaze crésalolée.

Les crésalols ortho et méta sont aussi des antiseptiques; mais, pour l'antisepsie intestinale, on préfère la variété para à cause de son innocuité.

COMBINAISONS DU CAMPHRE

AVEC LES PHÉNOLS ET LEURS DÉRIVÉS

En étudiant les phénols, nous avons signalé la propriété curieuse qu'ils possèdent de donner, quand on les mélange avec le camphre, des produits liquides. Ces produits, désignés sous le nom général de *phénols camphrés*, étant employés en thérapeutique, nous croyons intéressant de les étudier avec quelques détails.

En 1873, Buffalini constate que le camphre et le phénol se liquéfient mutuellement.

En 1879 (1), nous constatons, à notre tour, que, si l'on triture parties égales de camphre et d'acide salicylique, le mélange reste pulvérulent tout en semblant diminuer de volume. Si on lui ajoute alors des traces d'alcool fort et qu'on triture de nouveau, on obtient un magma à peu près liquide. Pour un mélange de 1^{gr} de camphre et de

(1) *Sur l'acide salicylique et le camphre salicylé*, par H. Lajoux. *Union médicale du Nord-Est*, 1879, page 193.

1^{gr} d'acide salicylique, 2 gouttes d'alcool à 90^c produisent la liquéfaction. En versant une quantité suffisante d'eau dans le verre contenant le magma, celui-ci se résout en une matière huileuse se divisant en gouttelettes par une vive agitation. Ces gouttelettes se réunissent bientôt au fond du verre en une masse blanche, crémeuse et opaque qui se dessèche à l'air; grâce à sa consistance, elle peut être étendue sur la peau à la façon d'une pommade. Nous donnâmes le nom de *camphre salicylé* à l'espèce de combinaison ainsi obtenue.

H. Henrot (1) l'employa comme topique dans son service de l'Hôtel-Dieu de Reims; il reconnut son efficacité dans le traitement du lupus et des ulcérations d'origine syphilitique. Ces résultats furent confirmés par les observations d'autres médecins et notamment par Moret, de Reims.

En 1880 (2), nous avons montré que le camphre et le thymol, le camphre et la résorcine se liquéfient mutuellement, qu'en un mot cette propriété semble être commune aux corps possédant la fonction phénolique :

Phénol ordinaire (monoatomique);
Thymol (monoatomique);
Résorcine (diatomique);
Acide salicylique (acide-phénol).

Nous n'avons pas déterminé, il est vrai, la nature des combinaisons formées, mais l'idée d'une action spéciale du camphre sur les phénols n'en fut pas moins émise pour la première fois par nous. Toutefois, nous eûmes bien soin de faire remarquer que d'autres corps que les

(1) *Du Camphre salicylé comme topique,* H. Henrot. *Union médicale du Nord-Est,* 1879, page 364.

(2) *Quelques mots sur le camphre salicylé et des combinaisons analogues,* par H. Lajoux. *Union médicale du Nord-Est,* 1880, page 298.

phénols peuvent réagir sur le camphre d'une façon analogue. Le chloral et le camphre, par exemple, mélangés
dans le rapport de leurs poids moléculaires, se liquéfient
. mutuellement (Cazeneuve et Imbert). Planche avait autrefois reconnu que les résines et les gommes-résines se
ramollissent au contact du camphre; Fleury fit la même
remarque pour le mélange de camphre et de gutta-percha.
Haller (1) constata qu'une solution d'acide cyanhydrique
liquéfie le camphre.

Depuis nos observations, plusieurs chimistes ont
étudié les combinaisons du camphre avec les phénols.
Faisons remarquer, d'ailleurs, que ces observations,
publiées uniquement dans l'*Union médicale du Nord-Est*,
étaient certainement ignorées des chimistes, ce qui
explique pourquoi Désesquelle (2) revendique « la priorité
des observations ayant trait à l'action exercée par le
camphre sur les corps, autres que le phénol ordinaire,
appartenant à la classe des phénols ».

Au point de vue qui nous occupe, on peut classer les
phénols et leurs dérivés en deux groupes : 1° ceux qui,
comme le phénol ordinaire, le salol, le naphtol, etc.,
entrent en fusion à la température ordinaire lorsqu'on les
associe au camphre; 2° ceux qui, comme l'acide salicylique, le bétol, l'hydroquinone, le tannin, etc., n'entrent
en fusion qu'à la condition de chauffer le mélange.
Remarquons, en passant, que Désesquelle qui donne,
lui aussi, cette classification, ne signale pas la formation du camphre salicylé, à la température ordinaire, par
le procédé que nous avons indiqué plus haut.

Désesquelle signale l'abaissement de température qui

____

(1) *Contributions à l'étude des dérivés du camphre.* Thèse de la
Faculté des sciences de Paris, 1879.

(2) *Les Phénols camphrés;* par Désesquelle. *Journal de Pharmacie et
de Chimie* (5) 1890, t. XXI, page 143.

accompagne la formation des phénols camphrés, leur densité supérieure à celle de l'eau, leur dissociation à l'air à la température ordinaire, leur solubilité dans les huiles fixes, les essences, l'alcool, l'éther, etc. Il a· reconnu leur propriété de dissoudre l'iode en forte quantité, le chlorhydrate de cocaïne et les alcaloïdes du quinquina dans certaines proportions.

L'abaissement de température, résultant du mélange du camphre avec les phénols ou leurs dérivés, est le résultat du changement d'état physique qui se produit, le mélange donnant un composé liquide.

Si, dans certains cas, il se forme réellement une combinaison chimique dégageant de la chaleur, ce phénomène thermique est masqué par l'abaissement de température dû à la liquéfaction (Léger).

Cazeneuve (1) considère les phénols camphrés et les composés analogues, formés par le camphre, comme des combinaisons moléculaires, c'est-à-dire comme des combinaisons très instables s'effectuant avec des manifestations thermiques peu accusées. L'eau de cristallisation des sels donne, selon ce chimiste, une idée assez bonne de ces combinaisons moléculaires du camphre.

L'étude la plus étendue qui ait été faite sur les phénols camphrés est due à Léger (2). Pour lui, ces corps sont bien réellement des combinaisons moléculaires ; leur nature de combinaisons est prouvée par les considérations suivantes : 1° le camphre et les phénols s'unissent entre eux dans des rapports simples ; 2° les composés liquides formés, lorsqu'ils sont solidifiés par le froid,

<hr>

(1) *Sur les combinaisons moléculaires de camphre*, par P. Cazeneuve, *Journal de Pharmacie et de Chimie*, 1889 (5), t. XX, page 49.

(2) *Sur quelques combinaisons du camphre avec les phénols et leurs dérivés*, par E. Léger, *Journal de Pharmacie et de Chimie*, 1890 (5), t. XXII, page 502.

donnent des cristallisations dont les portions formées successivement présentent toutes la même composition, les composants s'y trouvant en quantités proportionnelles à leurs poids moléculaires; 3° l'introduction des phénols dans les solutions alcooliques de camphre diminue de plus de la moitié le pouvoir rotatoire de ce dernier.

Léger prépare les phénols camphrés en fondant, dans un ballon bouché, des quantités théoriques de camphre et de corps à combiner. Il a obtenu les composés suivants :

Phénol monocamphré. — $(C^6H^6O, C^{10}H^{16}O)$ liquide et ne cristallisant que vers - 23°.

Phénol hémicamphré. — $(2\,C^6H^6O, C^{10}H^{16}O)$ liquide et ne cristallisant pas, même à - 50°.

Résorcine monocamphrée. — $(C^6H^6O^2, C^{10}H^{16}O)$ cristallisée en tables rectangulaires.

Résorcine bicamphrée. — $C^6H^6O^2, 2\,C^{10}H^{16}O)$ liquide incolore donnant vers 0° des cristaux hexagonaux.

(α) *Naphtol camphré.* — $(C^{10}H^8O, C^{10}H^{16}O)$ liquide sirueux ne se solidifiant pas à - 16°.

(β) *Naphtol camphré.* — $3\,C^{10}H^8O, 5\,C^{10}H^{16}O)$ liquide sirupeux.

Acide salicylique camphré. — $(C^7H^6O^3, 2\,C^{10}H^{16}O)$ masse blanche, ayant l'aspect et le toucher du savon, fusible vers 60°. Il est assez stable pour que l'eau bouillante ne le décompose que partiellement.

Salol camphré (composition non établie); liquide incolore ne se solidifiant que vers + 7°.

En général, dans la pratique, on ne prépare pas les phénols camphrés théoriques; nous avons dit comment nous obtenons très simplement le camphre salicylé.

Voici comment Désesquelle prépare le naphtol camphré et le salol camphré :

Naphtol camphré {	Naphtol β...............	100 gr.
	Camphre................	200 —
Salol camphré... {	Salol	200 gr.
	Camphre	200 —

On pulvérise les substances et on les chauffe, à une douce chaleur, jusqu'à fusion ; on filtre et on conserve dans des flacons bouchés.

La composition des phénols camphrés en fait naturellement des antiseptiques ; ils exercent une action topique favorable sur les plaies, suites de traumatismes ou de maladies cutanées.

H. Henrot, de Reims, étudia le premier le camphre salicylé ; au point de vue thérapeutique, il l'employait, soit pur, soit en pommade à la vaseline.

Le naphtol camphré et le salol camphré ont été expérimentés par Bouchard, Périer et plusieurs autres médecins. Ces composés peuvent servir à la conservation des instruments, parce qu'étant parfaitement neutres, ils ne détériorent ni le métal, ni le bois.

L'application des phénols camphrés sur les plaies n'est pas douloureuse, grâce à l'action anesthésique exercée par le camphre.

ACÉTANILIDE

ANTIFÉBRINE ; PHÉNYLACÉTANILIDE

$$Az - C^2H^3O \begin{cases} C^6H^5 \\ H \end{cases}$$

Préparation. — 1° On chauffe pendant quelques heures et à l'ébullition, dans un appareil à reflux, un excès d'acide acétique cristallisable avec de la phénylamine (aniline). Le produit obtenu est purifié en le faisant cristalliser dans le benzène.

Voici la réaction qui donne naissance à l'acétanilide :

$$C^2H^3O.OH + Az\!\!-\!\!\begin{cases} C^6H^5 \\ H \\ H \end{cases} = Az\!\!-\!\!C^2H^3O\begin{cases} C^6H^5 \\ H \end{cases} + H^2O$$

2° On fait agir le chlorure d'acétyle ou l'anhydride acétique sur l'aniline :

$$C^2H^3O.Cl + Az\!\!-\!\!\begin{cases} C^6H^5 \\ H \\ H \end{cases} = Az\!\!-\!\!C^2H^3O\begin{cases} C^6H^5 \\ H \end{cases} + HCl$$

Chlorure d'acétyle.   Aniline.

$$\begin{matrix} C^2H^3O \\ C^2H^3O \end{matrix} \!\!> O + 2\,Az\!\!-\!\!\begin{cases} C^6H^5 \\ H \\ H \end{cases} = 2\,Az\!\!-\!\!C^2H^3O\begin{cases} C^6H^5 \\ H \end{cases} + H^2O$$

Anhydride acétique.

Propriétés. — L'acétanilide est en cristaux formés de lamelles rhomboïdales, brillantes, incolores et inodores.

Sa saveur est amère et un peu piquante. Elle fond à 114° et bout à 295° sans décomposition. Elle est soluble dans environ 200 parties d'eau froide, 18 parties d'eau bouillante, 1 partie d'alcool à 95° bouillant et dans 3 p. $\frac{1}{2}$ de ce même alcool à la température de 20°; elle est facilement soluble dans l'éther et le chloroforme.

Elle est neutre au tournesol.

Les acides décomposent à chaud l'acétanilide en sel d'aniline correspondant et acide acétique; avec l'acide chlorhydrique concentré, par exemple, on obtient du chlorhydrate d'aniline et de l'acide acétique. Dans la solution obtenue, on peut caractériser l'aniline : pour cela, on neutralise cette liqueur et on l'additionne de quelques gouttes d'une solution récente d'hypochlorite de sodium; la liqueur prend une coloration rouge, puis violacée passant au bleu.

L'acétanilide, chauffée avec une solution concentrée de potasse caustique, se dédouble en aniline et acétate de potasse. Lorsque la décomposition est effectuée, si on laisse refroidir la liqueur puis qu'on lui ajoute quelques gouttes de chloroforme et qu'on chauffe de nouveau, on perçoit une odeur désagréable et pénétrante de phényl-carbylamine :

$$C^6H^5.AzH^2 + CHCl^3 + 3\,KOH = C^6H^5\text{-}Az\equiv C + 3\,KCl + 3\,H^2O$$
Phénylcarbylamine.

La solution aqueuse saturée d'acétanilide donne, avec l'eau bromée, un abondant précipité cristallin. Cette solution ne se colore pas par le chlorure ferrique.

Essai. — La solution aqueuse d'acétanilide doit être neutre; si elle rougissait le papier de tournesol, c'est que le produit contiendrait de l'acide acétique libre.

L'acétanilide peut contenir de l'aniline libre ou à l'état

d'acétate. Pour le reconnaître, on dissout le produit dans l'acide chlorhydrique étendu ; on filtre et neutralise ; à la surface de la liqueur, on verse une solution d'hypochlorite de chaux ou de soude ou d'hypobromite de soude. Si l'antifébrine est exempte d'aniline ou d'acétate d'aniline, la liqueur a une teinte jaunâtre pâle ; si elle contient de l'aniline elle prend une teinte plus ou moins rouge violacé.

L'acétanilide doit se dissoudre sans coloration dans l'acide sulfurique.

Elle ne doit laisser aucun résidu par la calcination.

Usages. — Kahn et Hepp, de Strasbourg, étudièrent les premiers, en 1886, l'action antithermique de l'acétanilide à laquelle ils donnèrent le nom d'antifébrine. Dujardin-Beaumetz considère ce nom comme impropre parce qu'il n'indique que la propriété la moins importante de ce produit. Lépine, de Lyon, montra que l'acétanilide est non seulement un puissant antithermique, mais aussi un *nervin* des plus utiles.

Dans le sang des animaux intoxiqués par l'acétanilide, on constate une diminution considérable de l'oxyhémoglobine, en même temps que l'apparition de la méthémoglobine (Lépine et Aubert). Il en résulte que l'acétanilide diminue l'activité des échanges (Hénocque) (1).

L'acétanilide est un mauvais antithermique qui abaisse la température en agissant et sur le système nerveux et sur le pouvoir respiratoire du sang. De plus, son action antithermique est inégale ; à faibles doses, elle produit quelquefois des dépressions thermiques considérables ; enfin, elle amène de la cyanose.

(1) *Action de l'acétanilide sur le sang.* Société de Biologie, 23 juillet 1887.

L'acétanilide est essentiellement un médicament *nervin* (Lépine, Dujardin-Beaumetz) (1), très utile dans les douleurs de nature rhumatismale, surtout névralgiques et musculaires, dans certaines névrites et dans les douleurs déterminées par les scléroses médullaires, en particulier dans les douleurs fulgurantes du tabès dorsal. Elle demande à être maniée avec prudence, à cause des accidents de cyanose qui surviennent fréquemment.

On administre l'acétanilide par doses de $0^{gr},10$ à $0^{gr},50$ données toutes les heures ou toutes les deux heures. Il faut surveiller son action et ne pas dépasser 2^{gr} par jour.

On la donne en cachets ou en solution dans l'élixir de Garus ou dans un vin généreux, tel que le vin de Grenache.

ÉLIXIR (Yvon)

Pr. Acétanilide ....   5 gr.
Elixir de Garus .... 170 —

Chaque cuillerée à bouche contient $0^{gr}50$ d'acétanilide.

Yvon n'a jamais pu déceler l'acétanilide dans l'urine des sujets en traitement par ce médicament. Elle ne passerait donc pas en nature dans l'urine.

(1) Les *Nouvelles médications*, par Dujardin-Beaumetz. 1re série, page 197 ; 2e série, page 24.

MÉTHYLACÉTANILIDE

EXALGINE

$$C^6H^5.Az<^{C^2H^3O}_{CH^3}$$

Préparation. — On chauffe, dans une cornue de verre, du chlorure d'acétyle avec de la monométhylanilide :

$$C^6H^5Az<^{H}_{CH^3} + C^2H^3O.Cl = C^6H^5.Az<^{C^2H^3O}_{CH^3} + HCl$$

Il découle de ce mode de préparation qu'il ne peut exciter qu'une méthylacétanilide. C'est en effet un dérivé monosubstitué qui ne peut pas avoir d'isomères.

Le composé de même formule brute $C^6H^4<^{CH^3}_{AzH(C^2H^3O)}$ peut avoir trois isomères, mais il dérive de la toluidine et non de l'aniline comme l'exalgine. C'est donc à tort qu'on donne quelquefois à l'exalgine le nom d'orthométhylacétanilide.

Propriétés. — En petites aiguilles prismatiques blanches, inodores, insipides, mais produisant l'anesthésie du bout de la langue.

La méthylacétanilide fond à 102°; sous l'eau, elle fond à 90°; elle distille sans altération vers 245°.

Elle est peu soluble dans l'eau froide (1 partie dans 60 parties), plus soluble dans l'eau chaude (1 partie dans 2 parties) ou alcoolisée. Elle est très soluble dans l'alcool.

Les acides et la potasse convertissent la méthylacétanilide en monométhylaniline et acide acétique.

Essai. — La méthylacétanilide peut contenir de l'acétanilide. Cette altération est facile à reconnaître :

On décompose l'exalgine en la faisant bouillir avec de l'acide chlorhydrique concentré; on sature la liqueur par l'ammoniaque qui ne doit pas se colorer en violet par addition de chlorure de chaux.

On ne doit pas non plus obtenir de dégagement de -phényl-carbylamine quand on traite la méthylacétanilide par la potasse et le chloroforme, comme il s'en produit, dans les mêmes conditions, avec l'acétanilide.

Ritsert (1) recommande la réaction suivante, pour reconnaître un mélange d'exalgine et d'antifébrine :

Si l'on fait bouillir une solution d'exalgine additionnée de lessive de potasse et si, à la liqueur refroidie et diluée, on ajoute un peu d'eau de chlore (récemment faite), cette liqueur se trouble passagèrement, reste une ou deux minutes incolore et prend ensuite une coloration bleu foncé.

L'antifébrine, traitée de la même façon, donne immé-

---

(1) *Exalgin.* Pharm. Ztg, d'après Pharm. Zeitschr. f. Russland, XXIX, page 136, 1890.

Ueber exalgin und seine Unterscheidung von Antifebrin und Phenacetin. Pharm. Zeitchr. f. Russland XXIX, page 17, 1890.

Caractères distinctifs de l'antifébrine, de l'exalgine et de la méthacétine, par Ritsert et Hirschsohn, *Journal de Pharmacie et de Chimie,* 5e série, 1890, t. XXI, page 480.

diatement la coloration rouge violacée dont il a été question plus haut.

Nous avons observé qu'avec un mélange d'exalgine et d'antifébrine, traité comme il vient d'être dit, on obtient tout d'abord une coloration verte qui s'altère très rapidement et devient d'un brun sale.

Pour séparer l'antifébrine de l'exalgine, on peut utiliser leur solubilité relative très différente dans l'éther de pétrole. Nous parlerons de cette séparation quand nous étudierons l'essai d'un mélange de phénacétine (voir ce corps), d'exalgine et d'antifébrine.

La méthylacétanilide se distingue de l'antipyrine parce que ses solutions ne donnent pas de précipité par le tannin, le chlorure mercurique, et que le chlorure ferrique ne les colore pas.

On a attiré l'attention des pharmaciens sur la ressemblance que présente, avec la strychnine, l'exalgine cristallisée en aiguilles fines ; mais cette ressemblance n'est que superficielle. L'exalgine ne possède ni la saveur si amère de la strychnine, ni les caractères si tranchés de cet alcaloïde.

L'exalgine doit se volatiliser sans résidu.

Usages. — En 1887, Hepp et Kahn ont reconnu les propriétés antithermiques de la méthylacétanilide ; en 1889, Dujardin-Beaumetz et Bardet (1) ont fait connaître les résultats de leurs recherches sur l'action analgésique de ce médicament.

La méthylacétanilide est toxique ; à la dose de $0^{gr}40$ par kilogramme de lapin, elle détermine la mort de l'animal en quelques minutes, avec des phénomènes convulsifs et des tremblements.

(1) Dujardin-Beaumetz. *Loco citato*, 2ᵉ série, page 25.

Ses effets physiologiques sont analogues à ceux de l'antipyrine; elle parait agir plus nettement sur la sensibilité et être moins active sur les centres thermogènes. Selon Desnos, elle ne serait pas antithermique. Elle exerce une action élective sur les parties bulbaires de la moelle; aussi est-ce un médicament qui s'adresse à la polyurie.

Au point de vue analgésique, la méthylacétanilide est plus active que l'antipyrine; elle agit à doses moitié moindres. Elle présente sur ce dernier médicament l'avantage de ne pas produire d'éruption.

La méthylacétanilide est très active contre l'élément douleur et cela aussi bien dans les névralgies essentielles que dans les névralgies symptomatiques, aussi bien contre les douleurs des tabétiques que dans celles provoquées par *l'angor pectoris*.

Elle produit quelquefois des vertiges, des frissonnements et des bourdonnements d'oreille, conséquences de son action sur le bulbe et le système cérébro-spinal ; chez quelques malades, elle détermine des sueurs et des fourmillements qui prouvent qu'elle agit sur la moelle et sur l'innervation motrice. A la dose de $0^{gr},75$, elle produit, dans certains cas, de la cyanose, mais ce phénomène est peu intense et de peu de durée.

Doses : $0^{gr},25$ à $0^{gr},80$ et 1^{gr} par jour.

En général, il ne faut pas dépasser 1^{gr} et, dans tous les cas, on n'augmente la dose que peu à peu et avec la plus grande prudence.

Dans les névralgies, l'exalgine donne d'excellents résultats aux doses moyennes de $0^{gr},15$ à $0^{gr},30$.

Il faut se rappeler qu'elle est beaucoup plus active chez les fébricitants que chez les apyrétiques et que son emploi est contre-indiqué dans les cas de douleur avec fièvre.

On administre l'exalgine en cachets ou en potions alcoolisées :

POTION (Dujardin-Beaumetz)

Pr Exalgine .... 2 gr. 50
    Teinture de zestes d'oranges......... 10 —
    Eau ... . 120 —
    Sirop d'écorces d'oranges amères .... 30 —

Chaque cuillerée à bouche de cette potion contient 25 centigrammes d'exalgine; on en prescrit une cuillerée matin et soir.

Dujardin-Beaumetz n'a jamais pu retrouver la méthyla-cétanilide dans l'urine des malades soumis à ce médicament.

ACET-PHÉNÉTIDINE

PARA-ACÉTOPHÉNÉTIDINE ; AMIDE ACÉTIQUE DE L'AMIDO-PHÉNÉTOL ; PARA-ACETPHÉNÉTIDINE ; PHÉNACÉTINE

$$C^6H^4\!\!<^{OC^2H^5}_{AzH.C^2H^3O}$$

Si l'on réduit le para-nitrosophénol par l'hydrogène, on obtient le *para-amidophénol* :

$$C^6H^4\!\!<^{OH_{(1)}}_{AzO_{(4)}} + 2\,H^2 = C^6H^4\!\!<^{OH}_{AzH^2} + H^2O$$

Nitrosophénol.   Para-amidophénol.

Ce corps est, à la fois, alcali et phénol; son éther éthylique $C^6H^4\!\!<^{O.C^2H^5}_{AzH^2}$ est le *para-amidophénétol* (synon.: *paraphénétidine*), le *phénétol* étant l'éther éthylique du phénol :

$C^6H^5.OH$ $C^6H^5\text{-}O\text{-}C^2H^5$

Phénol.   Phénétol.

Le para-amidophénétol est un alcali-éther, dont l'acétate est :

$$C^6H^4\!\!<^{OC^2H^5}_{AzH^2}, C^2H^3O.OH$$

De cet acétate dérive, par perte d'eau, un alcalamide acétique, l'*amide acétique du para-amidophénétol* (synon.: *para-acétophénétidine*), qui est la phénacétine :

$$C^6H^4\!\!<^{O.C^2H^5}_{AzH^2}, C^2H^3O.OH = C^6H^4\!\!<^{O.C^2H^5}_{AzH.C^2H^3O} + H^2O$$

Acétate de para-amidophénétol.   Phénacétine.

On peut aussi écrire la phénacétine :

$$Az\!\!<^{C^6H^5}_{\substack{C^2H^3O\\O.C^2H^5}}$$

Il existe un homologue inférieur de la phénacétine, la *méthacétine* $C^6H^4\!\!<^{OCH^3_{(1)}}_{AzH-C^2H^3O_{(4)}}$ qu'on peut aussi écrire :

$$Az\!\!<^{C^6H^5}_{\substack{C^2H^3O.\\OCH^3}}$$

La mathacérine est l'acet-para-anisidine. En effet, l'anisidine est l'éther méthylique du para-amidophénol. Les formules suivantes mettent en relief sa constitution :

$$C^6H^5\text{-}OH \qquad\qquad C^6H^5\text{-}OCH^3\,(\text{*})$$

Phénol.   Anisol.

$$C^6H^4\!\!<^{OH_{(1)}}_{AzH^2_{(4)}} \qquad C^6H^4\!\!<^{OCH^3_{(1)}}_{AzH^2_{(4)}} \qquad C^6H^4\!\!<^{OCH^3_{(1)}}_{AzH-C^2H^3O_{(4)}}$$

Para-amidophénol.   Anisidine.   Acet-para-anisidine (Méthacétine).

Propriétés. — La phénacétine cristallise en lamelles brillantes et incolores, inodores, faiblement amères.

(*) On appelle anisols les éthers méthyliques des phénols.

Elle fond à 135° en un liquide incolore qui cristallise, par refroidissement, en petits feuillets ; à une température plus élevée, la phénacétine se sublime.

Elle est soluble dans environ 1500 parties d'eau froide et 80 parties d'eau bouillante ; dans 18 parties d'alcool à 95^c froid et dans 2 parties du même alcool bouillant.

Sa solution est neutre au tournesol.

Elle se dissout, sans coloration, dans l'acide sulfurique concentré ; l'acide azotique la colore en jaune citron.

Si l'on chauffe, pendant quelque temps, à l'ébullition 1^{gr} de phénacétine avec 5^{cc} d'acide chlorhydrique, on obtient un liquide qui, refroidi, filtré et étendu de 10 p. d'eau, se colore en violet passant au rouge de vin par l'addition d'une goutte d'une solution de bichromate de potasse à 1/100.

Essai. — La phénacétine doit se volatiliser sans résidu.

L'analogie de composition que présentent l'antiféb rine, l'exalgine, la méthacétine et la phénacétine, leur ressemblance, font que ces quatre médicaments ont été souvent vendus l'un pour l'autre ou mélangés entre eux. Will signale notamment la falsification de la phénacétine par l'antifébrine qui coûte bien meilleur marché. Aussi y a-t-il un grand intérêt à pouvoir distinguer ces quatre corps et à pouvoir les déterminer dans leurs mélanges.

La détermination de leur point de fusion fournira déjà un caractère utile.

Ritsert (1) mélange 0^{gr},1 de substance à 1^{cc} d'acide chlorhydrique ; il porte à l'ébullition et laisse refroidir. Il

---

(1) Voir les travaux de Ritsert et de Hirschsohn, signalés à l'article *Exalgine*.

dilue, filtre et ajoute 3 gouttes d'acide chromique à 3 °/₀.
On obtient les colorations suivantes :

Avec la phénacétine, coloration rouge sang.
   —   la méthacétine,   —
  —   l'antifébrine, coloration jaune.
  —   l'exalgine,   —

Hirschsohn a donné un procédé pour rechercher l'antifébrine et la phénacétine qui pourraient être mélangées à l'exalgine. Ce procédé repose sur la solubilité relative très différente de ces trois corps dans l'éther de pétrole ($d = 0,65$). La phénacétine et l'antifébrine y sont à peu près insolubles ; 1^{gr} d'exalgine se dissout dans 140^{cc} de ce véhicule.

Si l'on additionne une solution d'exalgine dans le chloroforme de 10 fois son volume d'éther de pétrole, la liqueur reste claire, tandis que les solutions chloroformiques d'antifébrine et de phénacétine donnent un précipité cristallin. S'il y a mélange, le précipité est d'autant plus abondant que les deux derniers composés s'y trouvent en plus grande proportion.

Ce procédé ne donne d'indications que si la phénacétine constitue au moins 10 °/₀ du mélange et l'antifébrine au moins 20 °/₀.

Une solution d'acet-phénétidine saturée à froid, ne se trouble pas par addition d'eau bromée (différence avec l'antifébrine); elle ne donne pas de coloration avec le perchlorure de fer (différence avec l'antipyrine); elle ne réagit pas sur le bichromate de potasse.

En étudiant l'exalgine, nous avons indiqué les réactions qui permettent de caractériser les mélanges de ce corps avec l'antifébrine.

Usages. — L'introduction de la phénacétine dans la

thérapeutique est due à Kast et à Hinsberg. C'est un antithermique et un analgésique.

Elle n'est pas toxique, avantage qu'elle doit à sa grande insolubilité.

Comme antithermique, la phénacétine est infidèle (Kast et Hinsberg) et ses effets sont inférieurs à ceux de l'antipyrine (Bardet).

C'est surtout comme analgésique qu'elle mérite d'être conservée; on l'administre avec succès dans la migraine, les névralgies et les douleurs des ataxiques. On l'a employée comme sédative dans l'insomnie par excès de travail cérébral, dans l'hystérie, la neurasthénie; on l'a aussi administrée dans la coqueluche.

Selon Soulier, la phénacétine présente les avantages suivants sur l'antipyrine : moins de chances d'éruption, toxicité presque nulle, dose analgésique moitié moindre. Sur l'antifébrine, elle possède l'avantage de ne produire que très rarement la cyanose.

Doses : 1 à 2^{gr} par jour, par fractions de 0^{gr},25 à 0^{gr},50, en cachets.

La phénacétine est éliminée par les urines; pour l'y rechercher, on leur ajoute quelques gouttes d'acide chromique à 3 °/$_{o}$. Au point de contact du réactif, il se produit une coloration brune qui se communique peu à peu à toute la masse.

ACIDE ANHYDRO-ORTHOSULFAMIDE BENZOÏQUE

SACCHARINE ; SULFIMIDE BENZOÏQUE

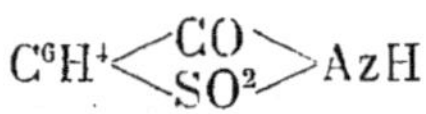

$$C^6H^4 \diagdown_{SO^2}^{CO} \diagup AzH$$

Constitution. — Prenons le dérivé orthosulfoné de l'acide benzoïque, $C^6H^4\diagdown_{SO^2.OH}^{CO.OH}$; remplaçons, dans cet acide, OH de SO^2OH par AzH^2 ; nous formons l'acide orthosulfamide-benzoïque : $C^6H^4\diagdown_{SO^2.AzH^2}^{CO.OH}$, lequel, par deshydratation, donne la saccharine : $C^6H^4\diagdown_{SO^2}^{CO}\diagup AzH$. La saccharine est donc l'*acide anhydro-orthosulfamide benzoïque*.

On peut aussi considérer la saccharine comme l'imide de l'acide orthosulfobenzoïque $C^6H^4\diagdown_{SO^2OH}^{CO.OH}$ dont le radical diatomique est $C^6H^4\diagdown_{SO^2}^{CO}$. On sait que les imides résultent de la substitution d'un radical acide bivalent R'' à H^2 de AzH^3 ; leur formule générale est $R''=AzH$. Par suite, si l'on substitue $\left(C^6H^4\diagdown_{SO^2}^{CO}\right)''$ à H^2 de AzH^3, on obtient la *sulfimide benzoïque* $C^6H^4\diagdown_{SO^2}^{CO}\diagup AzH$, c'est-à-dire la saccharine.

Préparation. — On traite le toluène par l'acide sulfurique concentré à 66° Baumé, sans dépasser la température de 100°. Il se forme les acides toluéno-sulfoniques ortho et para. On étend d'eau le produit de la réaction et on le sature par la craie; l'acide sulfurique en excès se précipite à l'état de sulfate de calcium et la liqueur filtrée contient les toluéno-sulfonates de calcium. Cette liqueur étant additionnée de carbonate de sodium, il se précipite du carbonate de calcium et il se forme des toluéno-sulfonates de sodium solubles. On filtre et on évapore la solution à sec. Le mélange des toluéno-sulfonates est traité par le perchlorure de phosphore ; on chauffe à une température un peu inférieure au point d'ébullition de l'oxychlorure de phosphore qui se forme. On transforme ainsi les acides toluéno-sulfoniques en chlorures ortho-sulfoniques correspondants. Le chlorure ortho est liquide, le chlorure para est solide :

$$C^6H^4{<}^{CH^3}_{SO^3Na} + PCl^5 = C^6H^4{<}^{CH^3}_{SO^2Cl} + POCl^3 + NaCl$$

Toluéno-sulfonate   Chlorure
de sodium.   ortho-sulfonique.

La réaction terminée, on distille pour séparer l'oxychlorure de phosphore et on refroidit fortement le mélange des chlorures sulfoniques. L'isomère para cristallise, tandis que l'autre reste liquide et est séparé par le filtre ou par l'essoreuse.

Dans le chlorure ortho liquide, on fait passer un courant de gaz ammoniac sec, ou mieux on chauffe ce chlorure au bain-marie avec du carbonate d'ammoniaque. On convertit ainsi le chlorure orthotoluène-sulfonique en amide orthotoluène-sulfonique ou sulfamide du toluène.

$$C^6H^4{<}^{CH^3}_{SO^2Cl} + 2\,AzH^3 = C^6H^4{<}^{CH^3}_{SO^2.AzH^2} + AzH^4Cl$$

Pour séparer ce sulfamide du chlorure d'ammonium, on traite le mélange par l'eau qui dissout

le sel ammoniac et laisse l'amide insoluble. On le lave à
l'eau froide et on l'oxyde par le permanganate de potasse.
Pour cela, on mélange 10^{gr} de l'amide avec 40^{gr} de permanganate de potasse dissous dans un litre d'eau. On
chauffe 8 à 10 heures au bain-marie ; on ajoute quelques
gouttes d'alcool pour détruire le permanganate de potasse
en excès et on filtre. On a ainsi une solution d'orthosul-
famide-benzoate de potassium qu'on additionne d'acide
chlorhydrique ; l'acide orthosulfamide étant instable se
décompose en eau et anhydride, c'est-à-dire en saccharine, qui se dépose à l'état cristallisé.

Il existe bien des variantes à ce procédé ; nous ne les
indiquerons pas, nous contentant d'avoir donné les réactions qui permettent d'obtenir la saccharine (1).

Propriétés. — La saccharine est une poudre incolore,
inodore, dont la saveur, extrêmement sucrée, est plus
persistante que celle du sucre ; elle laisse, dans l'arrière-
gorge, une impression de sécheresse et d'âcreté avec un
léger goût d'amande amère. Son pouvoir sucrant est
environ 300 fois celui du sucre ordinaire ; en solution à
1/100000, sa saveur est encore sensible.

Elle fond à 224°.

Elle est soluble dans 335 parties d'eau froide et dans
28 parties d'eau bouillante en s'altérant et en formant des
solutions à réaction acide.

Elle se dissout dans 30 parties d'alcool froid ; elle est
moins soluble dans l'éther. Ce véhicule enlève la saccharine à ses solutions aqueuses. Elle se dissout dans la
glycérine ; elle est à peine soluble dans le chloroforme et
dans le benzène. Elle n'a pas d'action sur la lumière
polarisée.

(1) Consulter : *Sur la Saccharine*, par Jungfleisch, *Journal de
Pharmacie et de Chimie*, 5ᵉ série, 1888, t. XVIII, pages 172 et 225.

La saccharine se dissout dans les solutions des alcalis ou des carbonates alcalins en donnant des orthosulfamide-benzoates :

$$C^6H^4{<}{CO \atop SO^2}{>}AzH + KOH = C^6H^4{<}{CO.OK \atop SO^2.AzH^2}$$

Ces sels ont, sur la saccharine, l'avantage de bien se dissoudre et leur saveur est presque aussi sucrée que la sienne. Leurs dissolutions, traitées par les acides, abandonnent de nouveau la saccharine.

La saccharine déplace l'acide borique ; elle forme, avec les alcaloïdes, des sels cristallisés ou plutôt des orthosulfamide-benzoates. Le sel de quinine contient 64 % de base ; son goût est moins désagréable que celui du sulfate de quinine ; aussi a-t-on essayé de lui donner des applications thérapeutiques.

L'acide sulfurique concentré et froid n'altère pas la saccharine ; sa solution n'est pas modifiée par le permanganate de potasse ; elle ne réduit pas la liqueur cuproalcaline, mais, si on la chauffe préalablement avec de l'acide sulfurique, elle acquiert la propriété de réduire cette liqueur (Rouquès).

Le sous-acétate de plomb ne la précipite pas.

Essai. — La saccharine peut renfermer son isomère, l'acide anhydro-parasulfamide-benzoïque ; dans ce cas, son point de fusion est fortement abaissé. C'est à la présence de cet isomère qu'on doit attribuer le point de fusion erroné 118°-120° qu'on avait d'abord appliqué à la saccharine.

Chauffée fortement dans un tube à essai, la saccharine brunit puis se détruit en donnant des vapeurs qui possèdent l'odeur des amandes amères. A l'air, elle brûle avec une flamme fuligineuse et disparaît sans laisser de résidu.

Usages. — La saccharine, dont il est question ici, ne doit pas être confondue avec le composé de même nom, obtenu par Péligot. Ce composé a pour formule $C^6H^{10}O^5$; c'est un produit de deshydratation du glucose.

L'acide anhydro-orthosulfamide-benzoïque est souvent désigné par les Allemands, sous le nom de saccharine de Fahlberg, bien que Ramsen revendique aussi la paternité de la découverte de ce corps.

La saccharine n'est pas un sucre; elle n'en donne que l'illusion car elle est éliminée en nature et en totalité par les urines et les matières fécales (1).

Elle ne paraît passer ni dans le lait ni dans la salive.

C'est un antiseptique énergique et, à ce titre, un excellent dentifrice; on l'emploie, dans les catarrhes dyspeptiques et intestinaux, pour le lavage de l'estomac et de la vessie; on la donne aussi en lavements dans les diarrhées putrides; on l'a conseillée pour le traitement du muguet.

On la donne aux diabétiques pour sucrer leurs boissons.

La saccharine n'est pas un poison; cependant son usage n'est pas sans inconvénients; elle paralyse les ferments digestifs et, par suite, ralentit notablement la digestion; elle provoque souvent la perte de l'appétit, des nausées et des douleurs stomacales (Worms). Il faut donc n'administrer la saccharine qu'à faibles doses et en surveiller l'usage; pour l'usage interne, on se trouve bien de l'additionner de son poids de bicarbonate de soude.

(1) *Rapport au Préfet de police sur l'introduction de la saccharine dans les substances alimentaires*, par Dujardin-Beaumetz, 1888.

$0^{gr},05$ de saccharine représente, comme pouvoir sucrant, un morceau de sucre ordinaire.

Doses : Dans le diabète, les doses sont variables avec les auteurs. Pour Constantin Paul, la dose habituelle est de $0^{gr},20$; pour de Bruck, on peut en donner de 1^{gr} à 2^{gr} par jour ; certains médecins ne veulent pas qu'on dépasse $0^{gr},10$.

Ces doses, si différentes, s'expliquent par la tolérance très variable avec les malades et aussi, peut-être, par le plus ou moins de pureté du produit employé. Enfin, les personnes dont les reins ne fonctionnent pas bien doivent être particulièrement sensibles à l'action de la saccharine qui s'accumule dans l'organisme.

Nous le répétons, il faut que le médecin surveille les effets de la saccharine et règle ses doses d'après la tolérance particulière de chaque sujet.

Comme antiseptique, la dose est de $0^{gr},10$ dans 100^{gr} de solution. Cette solution est aussi un excellent dentifrice.

Associée au bicarbonate de soude, on en prépare de petites pastilles destinées à sucrer le lait, le café et, en général, les boissons des diabétiques.

La saccharine, ainsi que le montrent ses propriétés thérapeutiques, est un véritable médicament dont la délivrance doit être réservée aux pharmaciens.

En France, l'introduction de la saccharine, dans les matières alimentaires, est interdite ; d'abord, en raison de son action sur l'économie, ensuite parce qu'elle favorise la fraude. C'est ainsi, par exemple, qu'on en additionne le sirop de fécule pour lui donner le goût du sirop de sucre. On l'emploie aussi pour conserver et bonifier le vin, la bière, etc.

Recherche de la saccharine dans les liquides. — On acidule légèrement le liquide pour mettre la saccharine en liberté, dans le cas où elle s'y trouverait à l'état de sel alcalin ; on agite ensuite avec l'éther ou un mélange, à volumes égaux, d'éther et d'éther de pétrole. On décante le dissolvant ; on l'évapore et on goûte le résidu ; s'il est sucré, il y a de la saccharine. Mais il est plus sûr de la caractériser chimiquement ; pour cela il existe plusieurs procédés ; nous en indiquerons seulement deux :

1° On transforme la saccharine, au moyen de la résorcine et de l'acide sulfurique, en un corps analogue à la fluorescéine.

A cet effet, le résidu abandonné par l'éther dans l'opération précédente est chauffé avec un peu de résorcine et quelques gouttes d'acide sulfurique concentré ; s'il y a de la saccharine, il se produit une coloration jaune rouge, puis vert sombre, en même temps qu'il se dégage de l'acide sulfureux. On laisse refroidir, on étend d'eau et on ajoute de la potasse ; la liqueur obtenue est rouge avec une belle fluorescence verte. Avec un milligramme de saccharine, on peut ainsi colorer 5 à 6 litres d'eau (Bornstein) (1).

2° On transforme la saccharine en acide salicylique. Avant d'employer ce procédé, il faut s'assurer que le liquide ne contient pas d'acide salicylique, car le produit essayé pourrait être à la fois, salicylé et sacchariné. Pour cela, une partie du résidu laissé par l'éther est traitée

---

(1) Chem. Zeitung, 1888, 120, d'après *Monit. scientif.*, février 1896.

Selon Wauters, cette réaction, appliquée à la recherche de la saccharine dans la bière, se produirait même en l'absence de saccharine. Elle devrait donc être rejetée. Wauters préfère la réaction de Schmidt, basée sur la transformation de la saccharine en acide salicylique. (Voir *Recherche de la saccharine dans les bières*, par Wauters. *Journal de Pharmacie et de Chimie* (6), III, pages 563, 1896.

par une goutte d'une solution très étendue de chlorure ferrique. S'il ne se produit pas de coloration, on procède à la transformation du restant du résidu en acide salicylique. On lui ajoute quelques gouttes de soude caustique ; on évapore à sec sur un couvercle d'argent et on fond à une température modérée. On reprend le produit fondu par l'eau ; on acidule la liqueur avec de l'acide sulfurique et on l'épuise avec du chloroforme. La solution chloroformique est décantée et agitée dans un tube avec de l'eau contenant une trace de chlorure ferrique étendu ; il se produirait une coloration violette s'il y avait de la saccharine (Schmidt).

Comme vérification de ces essais, on peut constater que le résidu de l'évaporation du traitement du liquide par l'éther contient du soufre. Il suffit d'attaquer ce résidu par l'eau régale et de rechercher si le produit de l'attaque, étendu d'eau, précipite le chlorure de baryum. Herzfeld et de Reischauer fondent le résidu avec un mélange de carbonate et d'azotate de potasse, ils acidifient et précipitent le sulfate par le chlorure de baryum. Du poids du sulfate de baryte on déduit celui de la saccharine.

ANALGÉSINE

PHÉNYLDIMÉTHYLPYRAZOLONE; DIMÉTHYLPHÉNYLPYRAZOLONE ;
DIMÉTHYLOXYQUINIZINE ; ANTIPYRINE

$$C^{11}H^{12}Az^2O$$

Constitution. — L'analgésine est regardée aujourd'hui comme la phényldiméthylpyrazolone.

Le pyrrol a pour formule :

$$HC \begin{array}{|c|} CH \\ HC \quad CH \\ AzH \end{array} \qquad ou \qquad AzH \begin{array}{c} {}^{(5)}CH = {}^{(4)}CH \\ {}_{(1)} \qquad {}_{(2)}CH = CH{}_{(3)} \end{array}$$

En remplaçant un groupe CH par Az, on obtient le *pyrazol* et ses isomères ; on a, par exemple :

$$AzH \begin{array}{c} CH = CH \\ Az = CH \end{array}$$

Le pyrazol, en fixant 2 atomes d'hydrogène, donne la *pyrazoline* :

$$AzH \begin{array}{c} CH^2\text{-}CH^2 \\ Az = CH \end{array}$$

La *pyrazolone* dérive de la pyrazoline par substitution d'un groupe CO à un groupe CH² :

$$AzH \begin{array}{c} CO\text{-}CH^2 \\ Az = CH \end{array}$$

Enfin, l'analgésine est le dérivé diméthylé de la phénylpyrazolone :

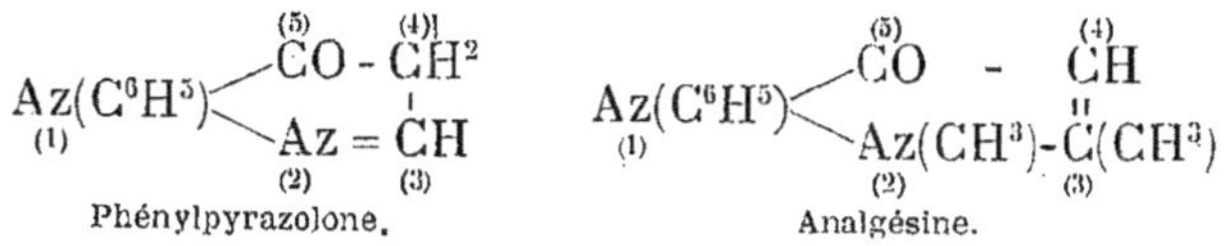

$$Az(C^6H^5)\underset{(1)}{\Big\langle}\ \overset{(5)}{\underset{}{CO}}-\overset{(4)}{\underset{|}{CH^2}}\ \ \underset{(2)}{Az}=\overset{(3)}{CH}\qquad\qquad Az(C^6H^5)\underset{(1)}{\Big\langle}\ \overset{(5)}{CO}\ -\ \overset{(4)}{CH}\ \ \underset{(2)}{Az(CH^3)}-\overset{(3)}{\underset{\|}{C(CH^3)}}$$

Phénylpyrazolone.   Analgésine.

On voit que, dans la fixation de deux groupes CH^3 sur la phényl-pyrazolone, il y a une transposition moléculaire; c'est l'atome d'azote en (2) qui fixe un méthyle, alors que le groupe CH^2 en (4) perd un atome d'hydrogène.

On peut encore représenter l'antipyrine par le schéma suivant :

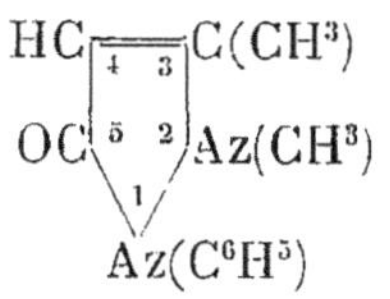

$$\begin{array}{c}HC\boxed{\,_4\ \ _3\,}C(CH^3)\\ OC\ _5\ \ _2\ Az(CH^3)\\ _1\\ Az(C^6H^5)\end{array}$$

L'analgésine est donc la phényl-diméthyl-pyrazolone.
(1)   (2-3)   (5)

Préparation. — On traite l'éther éthyl-acéto-acétique par la phénylhydrazine ; comme tous les corps à fonction cétonique, cet éther se combine à la phénylhydrazine avec élimination d'eau, pour donner une hydrazone. La combinaison se fait à la température ordinaire et donne l'éthylacétoacétique-phénylhydrazone :

$$C^6H^5\text{-}AzH\text{-}AzH^2 + CH^3\text{-}CO\text{-}CH^2\text{-}CO^2C^2H^5 = H^2O$$

Phénylhydrazine.   Ether éthylacétoacétique.

$$+\ C^6H^5\text{-}AzH\text{-}Az = C\Big\langle\begin{array}{l}CH^3\\ CH^2\text{-}CO^2.C^2H^5\end{array}$$

Ethylacétoacétique-Phénylhydrazone.

L'éthylacétoacétique-phénylhydrazone est un liquide

huileux qui, chauffé au bain-marie, perd de l'alcool et donne la phénylméthylpyrazolone.

$$C^6H^5\text{-}AzH\text{-}Az = C\begin{matrix} \diagup CH^2\text{-}CO.OC^2H^5 \\ \diagdown CH^3 \end{matrix} = C^2H^5OH + C^6H^5\text{-}Az\begin{matrix} \diagup CO - CH^2 \\ \quad\quad | \\ \diagdown Az = C(CH^3) \end{matrix}$$

Phénylméthylpyrazolone.

Ce composé est traité par l'iodure de méthyle ; il devrait donner l'iodhydrate de la base diméthylée :

$$C^6H^5Az\begin{matrix} \diagup CO - CH(CH^3) \\ \quad\quad | \\ \diagdown Az = C(CH^3) \end{matrix}$$

Mais, par suite d'une transposition moléculaire, on obtient l'iohydrate d'une autre base isomérique, *l'antipyrine :*

$$C^6H^5Az\begin{matrix} \diagup CO \quad - \quad CH \\ \quad\quad\quad\quad \| \\ \diagdown Az(CH^3)\text{-}C(CH^3) \end{matrix}$$

L'iodhydrate est décomposé par la soude caustique, et on agite avec de l'éther qui s'empare de l'antipyrine et l'abandonne par évaporation.

L'antipyrine se prépare encore en chauffant un mélange d'éther éthylacétoacétique avec l'(α) méthyl-phénylhydrazine :

$$C^6H^5\text{-}AzH\text{-}AzH.CH^3 + CH^3\text{-}CO\text{-}CH^2\text{-}CO.OC^2H^5$$

(α) Méthyl-phénylhydrazine — Ether éthylacétoacétique.

$$= C^6H^5.Az\begin{matrix} \diagup CO \quad - \quad CH \\ \quad\quad\quad\quad \| \\ \diagdown Az.CH^3\text{-}C(CH^3) \end{matrix} + C^2H^5.OH + H^2O$$

Ce mode de préparation montre bien la constitution de l'antipyrine.

Propriétés. — L'antipyrine est en petits cristaux incolores et inodores; sa saveur est légèrement amère. Elle fond à 115°, en un liquide incolore; elle distille sans altération dans le vide, mais en s'altérant à la pression normale.

Elle se dissout dans moins de 1 partie d'eau ; dans environ 1 partie et demie d'alcool, dans 1 partie de chloroforme et dans 50 parties d'éther ; elle est soluble dans le benzène, insoluble dans le sulfure de carbone et l'essence de pétrole.

Elle augmente beaucoup la solubilité dans l'eau de la caféine et des sels de quinine.

Avec l'iode, l'antipyrine donne l'iodo-antipyrine :

$$C^{11}H^{11}IAz^2O$$

Elle se combine aux divers phénols.

L. Roux (1) et G. Barbey (2) ont reconnu simultanément que, si l'on mélange des solutions aqueuses d'antipyrine et de résorcine, il se produit un précipité blanc, poisseux, qui cristallise peu à peu au sein de l'eau. Barbey (3) obtint des composés analogues avec les divers phénols monoatomiques, di et triatomiques. Patein (4) reconnut que les combinaisons des phénols avec l'antipyrine se font sans élimination d'eau ; il étudia spécialement les *naphtols-antipyrine* et avec Dufour (5) les *diphénols-antipyrine*; les composés qu'il analysa sont :

L'*α naphtol-antipyrine*, corps liquide.

Le *β naphtol-antipyrine*, corps cristallisé.

(1) *La Résopyrine*, par L. Roux. *Journal de Pharmacie et de Chimie*, 5ᵉ série, 1891, t. XXIII, page 282.

(2) *Sur une combinaison de la résorcine avec l'antipyrine*, par G. Barbey. *Loco citato*, page 371.

(3) *Sur les combinaisons de l'antipyrine avec les phénols*, par G. Barbey. *Loco citato*, page 450.

(4) *Sur les combinaisons des naphtols avec l'antipyrine*, par G. Patein. *Loco citato*, page 585.

(5) *Des combinaisons de l'antipyrine avec les diphénols*, par G. Patein et E. Dufour. *Journal de Pharmacie et de Chimie*, 6ᵉ série, 1895, t. II, page 402.

Ces deux composés contiennent molécules égales d'antipyrine et de naphtol.

La pyrocatéchine-diantipyrine.

L'hydroquinone-diantipyrine.

Ces composés sont cristallisés et formés par l'union de deux molécules d'antipyrine avec une molécule d'un diphénol. Au contraire, la *résorcine-antipyrine*, corps également cristallisé, est formée par l'union de molécules égales de résorcine et d'antipyriue.

L'antipyrine se combine avec différents acides organiques et notamment avec l'acide salicylique (*acide-phénol*); avec cet acide, il se forme du salicylate d'antipyrine ou salipyrine : $C^{11}H^{12}Az^2O,C^7H^6O^3$, corps cristallisé qui sera étudié plus tard.

L'antipyrine se combine à l'hydrate de chloral et donne les deux composés suivants :

1° *Le bichloral antipyrine;*

2° *Le monochloral antipyrine* ou *hypnal.*

Ces combinaisons ont été obtenues par Béhal et Choay (1); l'hypnal seul a été introduit dans la thérapeutique. Nous en dirons quelques mots à la suite de l'étude de l'antipyrine.

Les solutions aqueuses d'antipyrine sont neutres au tournesol; elles présentent les caractères suivants :

Le *perchlorure de fer* y produit une coloration rouge sang intense: cette coloration est encore sensible dans les solutions à 1/50000. Elle disparaît par l'addition de quelques gouttes d'acide sulfurique;

L'*acide azotique nitreux* leur communique une coloration verte;

(1) *Combinaisons du chloral avec la phényldiméthylpyrazolone* (*antipyrine*), par Béhal et Choay. *Journal de Pharmacie et de Chimie* 5e série, 1890. t. XXI, page 539.

Les réactifs généraux des *alcaloïdes* les précipitent ;

Le *tannin* y produit un précipité blanc abondant ;

L'*acide picrique*, en solution saturée, produit, dans les solutions d'antipyrine, un précipité jaune, d'abord amorphe, puis devenant cristallin. Au microscope, ce précipité se montre formé de tables rectangulaires allongées, souvent associées en houppes. La réaction de l'acide picrique est encore sensible dans une solution de 1/4000.

Essai. — Une solution de 1 partie d'antipyrine dans 2 parties d'eau doit être incolore et dépourvue d'odeur d'hydrocarbure ; elle doit être neutre au tournesol et ne pas donner de précipité par l'hydrogène sulfuré. L'antipyrine se volatilise sans laisser de résidu.

Usages. — L'antipyrine a été découverte en 1884 par Knorr, d'Erlangen ; Filehene en montra les propriétés antithermiques et l'appliqua au traitement des fièvres et des rhumatismes. En 1887, G. Sée mit en évidence ses propriétés analgésiantes ; il prouva que l'antipyrine agit sur la moelle, dont elle diminue le pouvoir excito-moteur.

Albert Robin a reconnu que ce médicament diminue la désassimilation des matières albuminoïdes et qu'il ralentit les oxydations qui se passent dans le système nerveux. C'est le système nerveux qui est touché le premier et l'on peut admettre qu'il réagit secondairement sur la désintégration et les oxydations générales.

L'antipyrine est peu toxique ; il en faut 1^{gr},60 par kilogramme d'animal pour produire la mort.

Les propriétés antipyrétiques de l'antipyrine sont très marquées ; l'abaissement thermique qu'elle produit dure

de cinq à seize heures ; les sueurs de la défervescence
sont modérées et, quand l'action du médicament est terminée et que la température remonte, on n'observe pas
de frisson.

Mais ce sont les propriétés analgésiques de l'antipyrine qui lui ont assuré une place si importante dans la
thérapeutique. Elle occupe le premier rang de tous les
antithermiques analgésiques. C'est surtout dans la
migraine et les névralgies congestives que l'antipyrine
est utile ; mais elle a été employée, souvent avec succès,
dans d'autres affections.

Elle diminue la sécrétion urinaire ; Germain Sée l'a
préconisée dans le diabète pour suspendre la polyurie.

On a prescrit l'antipyrine comme antispasmodique
(coqueluche, mal de mer, chorée).

A l'extérieur, on l'emploie comme hémostatique dans
les hémorrhagies capillaires (Hénocque); à l'intérieur,
son action hémostatique est nulle (Moutard-Martin).
Enfin, on l'a conseillée comme antigalactologue.

L'antipyrine s'élimine par les urines où on peut la
décéler par le chlorure ferrique (coloration rouge).

A l'intérieur, on administre l'antipyrine en solution et
surtout en cachets. On la donne aussi en dissolution
dans le sirop d'écorce d'orange amère (1^{gr} d'antipyrine
pour 20^{gr} de sirop) qui dissimule très bien sa saveur.

Les doses sont de 1 à 3^{gr} par jour fractionnées par 0^{gr}50;
dans quelques cas, on va jusqu'à 5 et 6^{gr}.

L'antipyrine détermine quelquefois des troubles gastri-
ques; dans ce cas, on l'associe au bicarbonate de soude;
quelquefois aussi, elle produit de la conjonctivite, un
exanthème scarlatiniforme, de la réfrigération.

Les injections hypodermiques d'antipyrine étant douloureuses, on ne doit administrer sous cette forme, que
des solutions étendues.

Voici la formule d'une de ces solutions :

$$Pr.\ \text{Antipyrine} \dots\dots\dots\dots\dots\dots\dots\quad 2^{gr}50$$
$$\text{Eau distillée stérilisée} \dots\dots\dots\dots\quad 10^{gr}$$

1ᶜᶜ renferme 0^{gr}25 d'antipyrine

Lorsqu'on veut injecter des solutions plus concentrées, on associe l'antipyrine au chlorhydrate de cocaïne pour atténuer la douleur.

Nous avons dit que l'antipyrine augmente beaucoup la solubilité des sels de quinine (Triulzi) et de la caféine. On tire parti de cette propriété pour préparer des solutions de monochlorhydrate de quinine et de caféine destinées aux injections hypodermiques.

Dans un travail fait récemment à l'*Institut Pasteur de Lille*, Deléarde a mis en évidence la propriété antitoxique de l'antipyrine. Voici les applications thérapeutiques que l'on pourrait tirer de cette propriété (1) :

« La propriété antitoxique de l'antipyrine serait analogue, d'après nos expériences, à celle que possède la liqueur iodo-iodurée et les hypochlorites alcalins ; elle pourrait servir aux mêmes usages. On sait, en effet, que le mélange de toxine diphtérique ou tétanique et de liqueur de Gram (Roux et Vaillard, Behring), ou d'hypochlorites alcalins en solutions étendues (A. Calmette), est inoffensif pour les animaux. A la liqueur de Gram et aux hypochlorites alcalins, on pourrait donc substituer l'antipyrine pour la vaccination des animaux contre les toxines.

» Le pouvoir antitoxique de l'antipyrine trouverait aussi une nouvelle application en thérapeutique pour le lavage du pharynx dans les cas d'angine ou de croup diphtériques. La liqueur de Labarraque, recommandée en pareille circonstance à cause de ses propriétés antiseptique et antitoxique, pourrait être rem-

(1) *Note sur le pouvoir antitoxique de l'antipyrine*, par A. Deléarde, *Bulletin de la Société de Pharmacie de Bordeaux*, mars 1897, page 91.

placée par une solution d'antipyrine, dont le goût est moins désagréable que la solution d'hypochlorite de soude.

» D'autre part, en saupoudrant avec de l'antipyrine les plaies que l'on soupçonne être souillées par les spores tétaniques, on empêcherait vraisemblablement le tétanos de se déclarer, parce que la toxine sécrétée par les microbes serait détruite au fur et à mesure de sa production. »

Incompatibles (1).— Les incompatibilités de l'antipyrine sont nombreuses; elles ont été étudiées par Millard et Campbell.

Selon le cas, ces chimistes mélangeaient soit des solutions aqueuses d'antipyrine et de la substance qu'on étudiait, soit leurs solutions alcooliques. Ils considéraient comme incompatible avec l'antipyrine toute substance déterminant un changement de couleur ou un précipité.

Si la substance à étudier était insoluble dans l'eau et dans l'alcool, on la broyait avec son poids d'antipyrine et on abandonnait le mélange à l'air et à la lumière, pendant une semaine ou plus.

Citons les principales substances incompatibles et leur action sur les solutions d'antipyrine :

Phénol. — Précipité lorsque les solutions sont concentrées.

Iodures, arséniates. — Précipités.

Hydrate de chloral. — Précipité, en solution concentrée seulement.

Chlorure mercurique. — Précipité soluble dans un excès d'eau.

Solutions astringentes, en général. — Précipités.

Ces précipités se forment même quand, à une solution aqueuse d'antipyrine, on ajoute de la teinture de cachou,

____

(1) *Les incompatibilités de l'antipyrine. Journal de Pharmacie et de Chimie*, 5ᵉ série, 1890, t. XXII, pages 103 et 210.

de quinquina ou de noix de galle ; si l'antipyrine est en solution alcoolique, il n'y a pas précipitation.

Solution officinale de perchlorure de fer. — Coloration rouge sang.

Teinture d'iode. — Précipité soluble dans un excès d'eau.

Si l'on mélange du *salicylate de soude* et de l'antipyrine, ces deux corps se liquéfient mutuellement. Il en est de même du mélange d'*euphorine* (phényl-uréthane) et d'antipyrine.

HYPNAL

MONOCHLORAL ANTIPYRINE

$$C^{11}H^{12}Az^2O, CCl^3-CH\begin{cases}OH\\OH\end{cases}$$

Préparation. — Pour obtenir l'hypnal, on mélange une solution de 47^{gr} d'hydrate de chloral dans 50^{gr} d'eau à une solution de 53^{gr} d'antipyrine dans 50^{gr} d'eau ; on verse le mélange dans un entonnoir à robinet. Une heure après, on sépare la couche inférieure qui est huileuse et qui, au bout de 24-36 heures, se prend en une masse formée de cristaux transparents et incolores. Dans la solution aqueuse qu'on a mise à part, il se forme également quelques cristaux. On réunit tous les cristaux, on les dessèche sur du papier à filtrer ou sous une cloche en présence d'acide sulfurique.

Propriétés. — En cristaux incolores ; saveur très légèrement amère.

L'hypnal est peu soluble dans l'eau (1 pour 13); très soluble dans l'alcool, peu soluble dans l'éther. Il fond vers 67°.

Le chlorure ferrique produit, dans les solutions d'hypnal, une forte coloration rouge. L'hypnal réduit à chaud la liqueur de Fehling.

Les acides faibles sont sans action sur l'hypnal; les solutions alcalines le décomposent en antipyrine et chloral ; ce dernier donne du chloroforme et du formiate alcalin.

Maintenu fondu pendant quelque temps, il se déshydrate et se transforme en un corps qui ne donne plus de coloration rouge avec le chlorure ferrique; le composé formé répond à la formule (Reuter) :

$$C^{11}H^{12}Az^2O,C^2HCl^3O \quad ou \quad C^{13}H^{13}Az^2Cl^3O^2$$

Il ne possède ni l'action physiologique de l'antipyrine, ni celle du chloral.

Usages. — Bardet préconise l'hypnal contre l'insomnie due à la douleur et à la toux. On peut l'administrer facilement, dans une potion, aux enfants, car sa saveur est à peine sensible.

SALICYLATE D'ANALGÉSINE

SALIPYRINE

$$C^{11}H^{12}Az^2O, C^7H^6O^3$$

Préparation. — 1° Lüttke a, le premier, préparé la salipyrine, voici son procédé (1) :

On chauffe, au bain-marie, un mélange d'acide salicylique et d'antipyrine dans le rapport de leurs poids moléculaires ; on peut ajouter ou non un peu d'eau. Les deux corps fondent et donnent naissance à une huile qui cristallise par refroidissement. Le produit est le salicylate d'analgésine que l'on purifie en le faisant recristalliser.

2° On ajoute une solution aqueuse d'antipyrine à une solution éthérée d'acide salicylique ; la salipyrine presque insoluble dans l'eau et fort peu soluble dans l'éther, se sépare lentement en beaux cristaux.

3° On obtient encore de très beaux cristaux en mélangeant une solution chloroformique, pas trop concentrée, d'antipyrine avec une solution éthérée d'acide salicylique.

4° Le professeur Spica prépare la salipyrine en ajoutant peu à peu, à la solution bouillante d'une molécule d'antipyrine, une molécule de salicylate de soude également en solution aqueuse. Si les solutions sont étendues, le liquide se trouble d'abord pendant le refroidissement, puis laisse déposer des cristaux de salipyrine.

(1) *Salipyrine. Journal de Pharmacie et de Chimie*, 5° série, 1890, t. XXII, page 205.

Si les solutions sont concentrées, il se sépare une huile jaune qui tombe au fond du liquide et se prend en masse cristallisée, dès que le mélange est refroidi.

5° Le procédé Schœpp est analogue. On délaie 188^{gr} d'antipyrine (1 molécule) dans 130^{gr} d'eau environ; à ce magma, il mélange exactement 138 d'acide salicylique (1 molécule) et chauffe la masse jusqu'à évaporation complète de l'eau. Ce mélange prend une consistance huileuse; on continue à le chauffer au bain-marie jusqu'à cristallisation.

Propriétés. — La salipyrine est en cristaux incolores ayant l'apparence de paillettes. Sa saveur est à la fois faiblement amère et un peu sucrée.

Elle fond à 91°.

Elle est soluble dans environ 200 parties d'eau à + 15°, 25 parties d'eau bouillante; facilement soluble dans l'alcool, le chloroforme et l'éther.

Ses solutions rougissent le tournesol.

Les acides et les bases décomposent la salipyrine en acide salicylique et antipyrine.

Sa solution aqueuse donne, avec le chlorure ferrique, la coloration violette de l'acide salicylique.

Essai. — Si l'on agite de la salipyrine avec une solution alcaline et de l'éther, ce dernier véhicule, décanté et évaporé, abandonne l'antipyrine.

Si l'on remplace, dans l'opération précédente, la solution alcaline par une solution chlorhydrique, l'éther abandonne l'acide salicylique.

On identifie alors ces deux corps par leurs caractères chimiques et physiques (points de fusion).

Les essais précédents doivent fournir, pour 100 parties

de salipyrine, 57 p. 5 d'analgésine et 42 p. 3 d'acide salicylique.

Usages. — Les propriétés de la salipyrine participent de celles de l'acide salicylique et de l'antipyrine; elle est donc antithermique, analgésique, antirhumatismale.

Doses : $0^{gr},50$ à 2^{gr} par jour en cachets, pilules, capsules; on la donne aussi dans une potion de Todd ou dans du vin.

COMPOSÉS TÉRÉBÉNIQUES

Les composés de cette série que nous avons à étudier sont la *terpine* et le *terpinol* qui dérivent du térébenthène, le *menthol* et l'*eucalyptol*.

Pour comprendre la constitution de ces corps, pour se rendre compte de leurs propriétés et des différents noms qu'on leur a attribués, il est nécessaire de se rappeler les propriétés essentielles du térébenthène. Nous allons donner ces propriétés, ou du moins, celles qui sont le plus directement applicables au but que nous nous proposons. Ce sera une digression, mais une digression utile. Nous donnerons aussi, en passant, un simple aperçu de la constitution du camphre dont se rapproche le menthol.

A la suite de la terpine, du terpinol, etc., nous étudierons le cantharidate de potasse parce que la cantharidine se rattache à la série térébénique.

Les composés térébéniques comprennent un grand nombre de carbures d'hydrogène possédant pour formule $C^{10}H^{16}$ ou un multiple de cette formule, ainsi que leurs dérivés.

Les carbures $C^{10}H^{16}$ se divisent en carbures liquides ou *terpènes* et en carbures solides ou *camphènes*.

Les terpènes constituent, en totalité ou en partie, beaucoup d'huiles essentielles :

Le *térébenthène* (pinène) est le carbure qui provient du *Pinus pinaster* et qui constitue l'essence de térébenthine française, il est lévogyre, a pour densité 0,877 à 0° et bout à 156° ;

L'*australène* est le carbure de l'essence de térébenthine anglaise; il bout aussi à 156°, mais est dextrogyre;

Le *citrène* est contenu dans l'essence de citron, etc.

Nous n'avons à parler ici que du térébenthène.

Térébenthène; exposé sommaire de quelques-unes de ses propriétés. Terpine et terpinol. — Le térébenthène se transforme, dans diverses circonstances, en carbures isomériques et polymériques.

A 280°, en tubes scellés, il se change en un mélange de deux carbures : l'*isotérébenthène*, liquide et bouillant à 177° ; le *métatérébenthène*, visqueux et bouillant vers 400°. Le premier est un isomère du térébenthène, le second $(C^{10}H^{16})^2$, un polymère.

Le térébenthène, traité par le 1/20 de son poids d'acide sulfurique concentré, donne un carbure isomérique liquide, le *térébène*, et un carbure polymérique huileux doué d'une belle fluorescence bleue, le *ditérébène* ou *colophène* $(C^{10}H^{16})^2$. Ces corps sont sans action sur la lumière polarisée.

L'acide chlorhydrique se combine au térébenthène et donne naissance à trois composés :

1° Un *monochlorhydrate* $C^{10}H^{16},HCl$ qui se dépose de l'essence de térébenthine refroidie et saturée de gaz HCl (1); son aspect et son odeur qui rappellent le camphre, lui ont fait donner le nom de camphre artificiel solide, bien que sa composition soit toute différente. Ce monochlorhydrate est lévogyre quand il a été préparé avec le térébenthène; préparé avec l'australène, il est dextrogyre.

Le camphre artificiel droit ou gauche, chauffé avec du stéarate de sodium, agissant comme alcali faible, perd

____

(1) C'est à la température de 37° qu'il s'en produit le plus.

HCl et se transforme en *camphène* $C^{10}H^{16}$, c'est-à-dire en un carbure isomérique du térébenthène, mais solide et cristallisable. Il est actif et du même sens que le chlorhydrate générateur.

Lorsqu'on remplace le stéarate par du benzoate de sodium, on obtient du camphène inactif. Armstrong et Tilden considèrent le térébène liquide, produit par l'acide sulfurique concentré sur le térébenthène, comme du camphène inactif que des traces d'impuretés empêcheraient de cristalliser.

2° Le liquide coloré qui a laissé déposer le monochlorhydrate solide contient un monochlorhydrate liquide.

3° L'essence de térébenthine, abandonnée pendant un mois avec de l'acide chlorhydrique concentré, donne un bichlorhydrate solide, $C^{10}H^{16}, 2\,HCl$, sans action sur la lumière polarisée. En traitant ce composé par le sodium, avec précaution, ou par l'aniline, on lui enlève tout son acide chlorhydrique et on obtient le *terpilène*, carbure liquide, isomérique avec le térébenthène et privé du pouvoir rotatoire. Traité par l'acide chlorhydrique gazeux, il donne immédiatement le chlorhydrate de terpilène $C^{10}H^{16}, 2\,HCl$.

L'essence de térébenthine, abandonnée pendant quelque temps avec un mélange d'alcool et d'acide azotique, fixe $3\,H^2O$ et se convertit en un bihydrate cristallisé, ou *terpine*, qui a pour formule $C^{10}H^{16}, 2\,H^2O + H^2O$, la dernière molécule d'eau jouant le rôle d'eau de cristallisation. Comme la terpine $C^{10}H^{16}, 2\,H^2O$ correspond au chlorhydrate de terpilène $C^{10}H^{16}, 2\,HCl$ on lui donne aussi le nom d'*hydrate de terpilène*. Il existe des terpines isomères correspondant aux divers terpènes.

La terpine est un alcool; elle donne un dichlorhydrate, fusible à 44°, qui est son éther dichlorhydrique.

Soumise à l'ébullition avec de l'eau pure ou acidulée, elle se transforme en *terpinol* auquel on a attribué la formule $(C^{10}H^{16})^2, H^2O$, mais qui, comme nous le verrons plus loin, est un produit complexe.

On peut encore obtenir le terpinol en chauffant le dichlorhydrate de térébenthène avec de l'eau aiguisée d'acide chlorhydrique.

L'acide nitrique attaque violemment le térébenthène ; si l'acide est étendu, l'oxydation est régulière et fournit, entre autres produits, de l'acide téréphtalique $C^6H^4{<}^{CO^2H_{(1)}}_{CO^2H_{(4)}}$. Cette réaction montre que le térébenthène et, en général, les terpènes sont formés par un noyau benzénique et deux chaînes latérales.

Le térébenthène ne diffère du cymène que par deux atomes d'hydrogène en plus :

$$\text{Cymène} \dots\dots\dots\dots\dots\dots\quad C^{10}H^{14}$$
$$\text{Térébenthène} \dots\dots\dots\dots\quad C^{10}H^{16}$$

Or, par la chaleur ou les oxydants, le térébenthène perd H^2 et se transforme en cymène. Cette transformation s'effectue dans l'action de l'acide sulfurique sur le térébenthène ; indépendamment du térébène et du ditérébène, il y a production de cymène et d'acide sulfureux :

$$C^{10}H^{16} + SO^4H^2 = C^{10}H^{14} + SO^2 + 2\,H^2O$$
$$\text{Cymène.}$$

Le térébenthène est par conséquent un bihydrure de cymène ; les deux chaînes latérales, mises en évidence par la transformation du térébenthène en acide téréphtalique, sont donc un groupe méthyle et un groupe propyle en position para, puisque le cymène est le paraméthyl-propylbenzène.

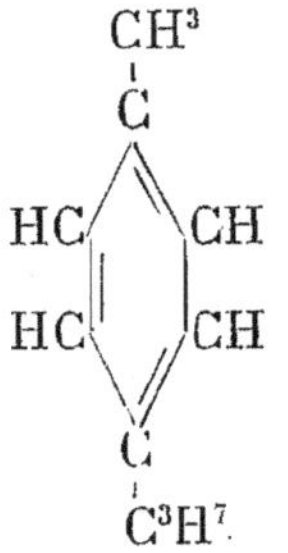

$$
\begin{array}{c}
CH^3 \\
| \\
C \\
HC \diagup \quad \diagdown CH \\
HC \diagdown \quad \diagup CH \\
C \\
| \\
C^3H^7
\end{array}
\qquad
\begin{array}{c}
CH^3 \\
| \\
C \\
H^2C \diagup \quad \diagdown CH \\
HC \diagdown \quad \diagup CH^2 \\
C \\
| \\
C^3H^7
\end{array}
$$

Cymène. 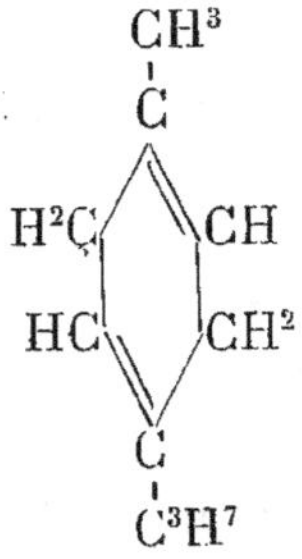   Térébenthène.

Constitution du camphre, du bornéol, du menthol et de l'eucalyptol. — Lorsque l'on oxyde les camphènes ou terpènes cristallisés par l'acide chromique, ou bien quand on les traite par l'oxygène et le noir de platine, on obtient le camphre $C^{10}H^{16}O$. Ce composé est dextrogyre ou lévogyre, selon que le camphène générateur est lui-même droit ou gauche.

Le camphre du *Laurus camphora* est droit; celui de l'essence de matricaire est gauche; les camphres des essences de lavande, de sauge sont inactifs par compensation. On a préparé un camphre inactif en oxydant par l'acide chromique le camphène inactif provenant de l'action de l'acide sulfurique sur l'essence de térébenthine.

Les *camphols* dérivent des camphres par H^2 en plus, tel est le bornéol (vulgairement camphre de Bornéo, retiré du *dryobalanops camphora*). Il existe des camphols droits, gauches et inactifs.

Le bornéol est un alcool car il donne des éthers en se combinant aux acides et, par oxydation, se transforme en acide camphique $C^{10}H^{16}O^2$. Par une oxydation plus ménagée, il donne du camphre :

$$C^{10}H^{18}O + O = C^{10}H^{16}O + H^2O$$

Bornéol.   Camphre.

Le camphre $C^{10}H^{16}O$ ne diffère du carvol $C^{10}H^{14}O$ que par H^2 en plus; comme lui, il dérive du cymène car, traité par l'anhydride phosphorique, il donne cet hydrocarbure :

$$C^{10}H^{16}O = C^{10}H^{14} + H^2O$$
Camphre.　　　Cymène.

Or, le carvol possédant une fonction cétonique, on est en droit de penser que le camphre aussi en possède une. Les formules du camphre et du bornéol peuvent donc, en se basant sur ces considérations, se déduire de celle du carvol :

Carvol.　　　Camphre.　　　Bornéol.

La formule du camphre que nous venons de donner est celle de Kékulé, modifiée par Haller. Celle de Kékulé est :

Le *menthol* ou camphre de menthe $C^{10}H^{20}O$ est un

alcool car les acides l'éthérifient; traité par l'anhydride phosphorique, il donne du menthène $C^{10}H^{18}$ et du dimenthène

$$C^{10}H^{20}O = C^{10}H^{18} + H^2O$$
Menthol.   Menthène.

Baeyer rapproche le menthol du tétrahydrocarvéol obtenu en hydrogénant le carvol, il lui attribue la constitution suivante :

$$
\begin{array}{c}
CH^3 \\
| \\
CH \\
H^2C \diagup \quad \diagdown CH.OH \\
H^2C \diagdown \quad \diagup CH^2 \\
CH \\
| \\
C^3H^7
\end{array}
$$

L'*eucalyptol* $C^{10}H^{18}O$ existe dans l'essence d'eucalyptus, dans celle de semen contra; on le rencontre aussi dans l'essence de cajeput, d'où son nom de *cajeputol*. Elle est isomérique avec le bornéol et identique au terpane, $C^{10}H^{18}O$ anhydride de la terpine.

$$C^{10}H^{16}, 2\,H^2O = C^{10}H^{18}O + H^2O$$
Terpine.   Terpane.

Brubal et Wallach attribuent à l'eucalyptol la formule de constitution :

$$
\begin{array}{c}
CH^3 \\
| \\
C \\
H^2C \diagup \; | \; \diagdown CH^2 \\
\quad O \\
H^2C \diagdown \; | \; \diagup CH^2 \\
C \\
| \\
C^3H^7
\end{array}
$$

A basse température, l'acide chlorhydrique gazeux, transforme l'eucalyptol en monochlorhydrate cristallisé $C^{10}H^{18}O,HCl$. A la température du bain-marie, on obtient, après refroidissement à 40-50°, un dichlorhydrate cristallisé $C^{10}H^{18}O, 2\,HCl$.

L'acide bromhydrique donne des composés analogues; en saturant d'acide bromhydrique sec une solution d'eucalyptol dans l'éther de pétrole et refroidissant, on obtient de beaux cristaux du composé $C^{10}H^{18}O,HBr$. On peut tirer parti de la facilité avec laquelle se produit ce composé pour purifier l'eucalyptol.

TERPINE

DIHYDRATE DE TÉRÉBENTHÈNE; HYDRATE DE TERPILÈNE

$$C^{10}H^{16}, 2\,H^2O + H^2O \quad \text{ou} \quad C^{10}H^{18}(OH)^2 + H^2O$$

Pr. Acide azotique du commerce............ .... 39 gr.
Eau................................... 11 —
Alcool à 85°........................... 50 —
Essence de térébenthine de Bordeaux
  récemment rectifiée................... 200 —
Soude caustique liquide .... Q. S.

Préparation. — On mélange l'acide et l'eau dans un cristallisoir; on laisse refroidir; on ajoute l'alcool puis l'essence. Le cristallisoir, recouvert d'une feuille de papier à filtrer, est abandonné dans un lieu frais, en ayant soin d'agiter de temps en temps. Les cristaux de terpine commencent à se former au bout de quelques jours. Lorsque leur quantité n'augmente plus, on verse le mélange sur un entonnoir dont la douille contient un tampon d'amiante; on laisse égoutter les cristaux qu'on lave ensuite avec une très petite quantité d'eau froide; on les essore avec soin. On replace le liquide dans le cristallisoir; on le neutralise par de la soude et on l'abandonne à lui-même; de nouveaux cristaux de terpine se déposent. On sépare ces cristaux et on les traite comme les premiers.

Pour purifier la terpine qui est colorée, on dissout les cristaux obtenus dans le moins possible d'eau bouillante; comme ils retiennent un peu d'acide nitrique interposé, la solution est acide; on la neutralise par le carbonate de soude ou la soude caustique et on filtre à chaud sur un filtre mouillé. On refroidit rapidement la liqueur filtrée que l'on agite constamment pour produire une cristallisation troublée. On verse le mélange dans un entonnoir garni d'un tampon de coton; on essore les cristaux à la trompe; on les lave avec une très petite quantité d'eau froide en aspirant l'eau de lavage à la trompe. Si les cristaux étaient encore colorés, on les dissoudrait de nouveau dans l'eau bouillante et on recommencerait la cristallisation troublée. On dissout une dernière fois les cristaux bien essorés dans l'eau bouillante; on filtre et fait cristalliser lentement. La terpine cristallise; on la sépare de l'eau mère, par décantation; on la fait égoutter puis sécher à l'air entre deux feuilles de papier à filtrer.

On connaît mal la théorie du procédé de préparation que nous venons de donner et qui a été indiqué par Wiggers. L'alcool employé n'agit certainement que comme dissolvant, car on peut le remplacer par beaucoup d'autres corps : éther, alcool méthylique, acétone, acide acétique cristallisable, benzène, etc. (Deville, Berthelot). Quant à l'acide azotique, on ne sait pas comment il agit; on sait seulement que sa présence (ou celle d'un autre acide minéral, comme nous allons le voir) est indispensable. Si on le supprime, on n'obtient que de très faibles quantités de produit; il est à remarquer que l'acide nitrique n'est pas détruit dans la réaction.

Berthelot considère comme avantageux de ne pas laisser le mélange de l'essence, de l'acide et de l'alcool dans des flacons; mais de le mettre dans des vases découverts et à large surface, comme un cristallisoir. Pour List, l'insolation favoriserait beaucoup la formation des cristaux; cette assertion n'est pas admise par plusieurs chimistes. La température paraît avoir de l'influence sur la combinaison du térébenthène avec l'eau, car il semble prouvé que des mélanges identiques fournissent plus de produit en été qu'en hiver.

La marche de l'opération est parfois capricieuse; le rendement en terpine est sujet à des variations notables sans qu'on puisse donner la raison de ces variations. Si une opération marche mal, Personne conseille de verser le liquide en couches minces à la surface de l'eau; on voit, au bout de plusieurs jours, les cristaux d'hydrate se former.

Flawitzky a montré que, dans la préparation de la terpine, on pouvait remplacer l'acide azotique par l'acide sulfurique ou, mieux encore, par l'acide chlorhydrique. Il emploie, pour 4 p. en poids de térébenthène, 1 p. d'alcool à 90° et 1 p. d'acide sulfurique (d $=$ 1,64) ou d'acide chlorhydrique (d $=$ 1,25). Au bout de dix jours, on ajoute au mélange 2 p. d'eau et on verse le tout dans un vase à large section. En employant l'acide sulfurique, les cristaux de terpine apparaissent le troisième jour; avec l'acide chlorhydrique, au bout de quatre heures.

Propriétés. — Prismes rhomboïdaux droits souvent volumineux, limpides, incolores, inodores; ils contiennent une molécule d'eau de cristallisation. Ils n'ont pas de pouvoir rotatoire.

La terpine fond à 116° en perdant son eau de cristallisation; elle peut même l'abandonner, à la température ordinaire, quand on la maintient sous une cloche contenant une matière desséchante. La terpine anhydre bout à la température de 258°.

La terpine cristallisée est soluble dans 250 p. d'eau froide et dans 32 p. d'eau bouillante; elle est très soluble dans l'alcool et l'éther, soluble dans la glycérine, les huiles grasses; elle est insoluble dans l'éther de pétrole.

La terpine, chauffée à l'ébullition avec une solution aqueuse à 1/50 d'acide sulfurique, donne des vapeurs de terpinol dont l'odeur rappelle celle des fleurs de jacinthe.

Usages. — La terpine est un modificateur puissant des sécrétions bronchiques; elle facilite l'expectoration et fluidifie les crachats (Lépine) (1).

Elle a été aussi essayée dans la néphrite chronique; elle provoque la diurèse en agissant sur l'épithélium rénal, mais on a à redouter l'hématurie.

Dans la bronchite, on emploie la terpine à la dose journalière de $0^{gr}50$ à 2 et même 3^{gr} par jour.

Si on voulait l'employer dans la néphrite, il ne faudrait pas dépasser $0^{gr}30$ à $0^{gr}40$.

On l'administre en pilules, cachets, potions, élixirs ou même simplement délayée dans un peu d'eau. Vigier a donné les formules d'une solution et d'un élixir de terpine :

(1) Voir *Les Nouvelles Médications*, par Dujardin-Beaumetz. 1re série, page 87, Paris, Octave Doin, 1891.

SOLUTION

Pr. Terpine............................ 2 gr.
    Alcool à 95°.. .... 8 —
    Glycérine.................. .... 16 —

Cette solution représente quatre cuillerées à café; chacune d'elles est prise avec un peu d'eau.

ÉLIXIR

Pr. Terpine.................... 2 gr.
    Glycérine ....⎫
    Alcool..............⎬ âã..... 28 —
    Sirop de miel ......⎭
    Vanilline.................... 0,002

Le sirop de miel ne peut être remplacé par du sirop de sucre, car l'alcool ferait cristalliser le sucre. On prend cet élixir par cuillerées à soupe.

TERPINOL

Préparation. — Le *Codex* le prépare par le procédé de Wiggers et List.

Pr. Terpine.................... 100 gr.
    Acide sulfurique.... .... 10 —
    Eau ....:........ 500 —

On verse peu à peu, en agitant, l'acide sulfurique dans l'eau, puis on introduit le mélange, ainsi que la terpine, dans la cornue d'un appareil distillatoire. On porte le mélange à l'ébullition; la vapeur d'eau entraîne un liquide huileux, insoluble, qui est le terpinol. Lorsque l'eau cesse d'entraîner ce produit, on laisse séparer les liquides distillés et on isole le terpinol au moyen d'un entonnoir à robinet. On le rectifie par une nouvelle distillation, en rejetant les premières parties qui sont chargées d'eau.

Propriétés. — Le terpinol est un liquide incolore dont l'odeur rappelle celle des fleurs de jacinthe ou de jasmin; il est très mobile, très réfringent. Sa densité est égale à 0,850 environ. Il bout entre 170° et 220°; il n'agit pas sur la lumière polarisée.

Le terpinol est insoluble dans l'eau, soluble dans l'alcool et dans l éther.

Ce n'est pas un produit défini mais un mélange complexe. Bouchardat et R. Voiry (1) ont montré qu'il est formé des corps suivants :

1° D'un monohydrate de terpilène inactif que ces chimistes nomment *terpilénol inactif* ou *terpol;* c'est un alcool monoatomique bouillant vers 220". Sa formule est $C^{10}H^{16},H^2O = C^{10}H^{18}O$. Il constitue environ les $\frac{5}{6}$ du terpinol.

2° De *terpane* ou anhydride de la terpine (eucalyptol); ce corps, isomérique avec le précédent, bout 45° plus bas, vers 175".

3° De *terpilène* bouillant également vers 175°.

Usages. — Le terpinol, comme la terpine, est un modificateur des secrétions bronchiques; il s'élimine par les poumons, fluidifie les crachats et fait disparaître leur odeur.

---

(1) *Composition du Terpinol*, par Bouchardat et Voiry. *Journal de Pharmacie et de Chimie*, 5° série, 1887, t. XVI, page 83.

Sur *le Terpinol*, par les mêmes auteurs. *Journal de Pharmacie et de Chimie*, 5e série, 1888, t. XVIII, page 5.

Il existe un monohydrate de térébenthène *lévogyre*. Flawitzky. Dictionnaire Wurtz. Supplément, II° partie, page 1521. Son pouvoir rotatoire, $(\alpha)_D = -56°,2$ à $+18°$, s'affaiblit rapidement dans un mélange d'acide sulfurique et d'eau, et peut même disparaître complètement.

On l'administre, à la dose de $0^{gr},50$ à 1^{gr}, en capsules contenant chacune $0^{gr},10$ de terpinol; la forme capsulaire est la plus usitée.

Tanret a donné une formule de pilules :

Pr. Terpinol .... ⎞ $\widehat{aa}$ ... $0^{gr},10$
    Benzoate de soude ... ⎠
    Sucre..................... Q.S.

pour une pilule.

MENTHOL

CAMPHRE DE MENTHE

$$C^{10}H^{19}(OH)$$

Le menthol existe dans les essences de menthe, en proportion variable; il s'y trouve, en partie à l'état libre, en partie à l'état d'éther (acétate, butyrate, isovalérate de menthyle. Ces essences contiennent en outre une cétone (menthone), des hydrocarbures (menthène, pinène, phellandrène), des acides, etc. (1).

L'essence de menthe poivrée (*Mentha piperita, Labiées*), refroidie lentement, se congèle en laissant déposer son stéaroptène, le menthol. *L'essence anglaise* ou *peppermint-oil* (Mitcham) en renferme 53 %.

L'essence de menthe japonaise est plus riche encore en menthol; elle en renferme 72 %. Cette essence est fournie par la *Mentha arvensis* (var. *piperascens* et *glabrata*).

---

(1) *Les huiles essentielles au point de vue chimique et industriel*, par Duyk. *Journal de Pharmacie et de Chimie* (6), t. IV, page 691, 1896.

Le menthol est retiré de ces deux essences. Il est principalement importé du Japon et de la Chine. Au Japon (1), on soumet l'essence au refroidissement; on expose à l'air froid, pendant la nuit, les cristaux déjà obtenus. On recommence la réfrigération de l'essence à plusieurs reprises, en y comprenant l'essence égouttée provenant des premières cristallisations. Finalement, l'huile est soumise à l'action d'un mélange réfrigérant. Un quatrième traitement ne fournit plus de cristaux.

Aux Etats-Unis, et principalement dans les Etats de New-York et de Michigan, on prépare aussi du menthol (2). Pour l'obtenir, on introduit l'essence de menthe poivrée dans un vase à double parois, l'espace intermédiaire étant rempli de glace et de sel. L'essence abandonne de 20 à 40 °/₀ de son poids de menthol. On décante la partie restée liquide et on dessèche les cristaux à l'air. Le menthol américain est d'un prix élevé et se rencontre peu dans le commerce. On le purifie en le faisant cristalliser dans l'alcool.

Propriétés. — Le menthol est en aiguilles prismatiques transparentes et incolores ; les cristaux du menthol américain forment de longues aiguilles ; ceux du menthol japonais sont plus courts ; son odeur et sa saveur sont celles de l'essence de menthe poivrée.

Sa densité est 0,890 à + 15°.

(1) *Sur le menthol du camphre de menthe poivrée et sur l'essence de menthe,* par Moriga. *Journal of the Chemical Society*, Mars 1881, page 77.

(2) *Menthol. Journal de Pharmacie* d'Anvers, 1893.

Consulter aussi l'*Examen chimique et l'estimation des huiles essentielles,* par Dupont et Charabot. *Agenda du Chimiste*, 1897. Dans ce dernier mémoire, nous voyons que Power et Kleber ont trouvé 24,2 à 72,7 °/₀ de menthol dans les essences américaines.

Il se sublime à la température ordinaire à la façon du camphre.

Il fond à 42° en un liquide bouillant à 210°.

Il est lévogyre ; en solution alcoolique à 10 % $\alpha_D =$ — 50°,1 (*Codex*), à la température de + 18°.

Les petites différences que l'on observe souvent dans les propriétés physiques du menthol sont dues à des traces de substances étrangères et notamment de menthone. Ce produit a un point d'ébullition un peu plus bas que le menthol et une rotation positive.

L'Agenda du chimiste donne, pour pouvoir rotatoire du menthol, en solution à 4,9 % dans l'alcool absolu à la température de + 22°, $\alpha_D = $ — 49°,4. Nous avons trouvé, pour un échantillon de menthol bien cristallisé, en solution à 10 % dans l'alcool à 90° à + 21°, que son pouvoir rotatoire était de — 49°,1.

Le menthol est peu soluble dans l'eau, très soluble dans l'alcool, l'éther, l'éther de pétrole, l'acide acétique cristallisable.

Le menthol donne facilement des éthers lorsqu'on fait agir sur lui des anhydrides ou des chlorures acides. Le mélange d'acide sulfurique et de bichromate de potassium le transforme en menthone, liquide huileux possédant une forte odeur de menthe :

$$C^{10}H^{20}O + O = C^{10}H^{18}O + H^2O$$

Menthol · Menthone

Inversement, l'hydrogène naissant transforme le menthone en menthol. On voit qu'il y a entre ces deux corps la même relation qu'entre le bornéol et le camphre. Le menthone est la cétone du menthol.

L'anhydride phosphorique, le chlorure de zinc déshydratent le menthol et le transforment en menthène :

$$C^{10}H^{20}O = C^{10}H^{18} + H^2O$$

Menthol · Menthène

Le menthol ne possède pas, pour ainsi dire, de réactions caractéristiques ; voici celles qu'on lui attribue (1) :

L'acide sulfurique concentré lui communique, à froid, une faible coloration noire ; les échantillons que nous avons ainsi traités nous ont donné une coloration *jaune* s'accentuant avec le temps.

Une petite quantité d'iode communique lentement au menthol une coloration indigo.

Nous verrons que l'on fait des crayons de menthol ; ces crayons sont quelquefois falsifiés avec du thymol ; il est donc nécessaire de savoir déceler cette fraude. Dans ce but, on a indiqué plusieurs réactions qui toutes ne sont pas bonnes. Nous indiquerons seulement celles qui nous ont donné de bons résultats :

1° Disons d'abord que la détermination du pouvoir rotatoire du menthol est un excellent caractère pour rechercher cette falsification puisque le thymol étant inactif, l'addition de ce corps diminue nécessairement ce pouvoir rotatoire.

2° On dissout le menthol dans le chloroforme et on ajoute à la solution un fragment de potasse caustique ; on agite ; si le produit contient du thymol, la liqueur se colore en rouge violet. Contrairement à ce que l'on trouve dans certains ouvrages, la coloration violette ne se produit pas si l'on remplace le chloroforme par l'alcool comme dissolvant du menthol suspect.

3° On dissout le menthol dans une petite quantité d'acide acétique, on ajoute quelques gouttes d'acide sulfurique concentré, puis une goutte d'acide azotique ; si le menthol contient du thymol, une belle coloration bleue apparaît au fond du tube. En agitant, tout le liquide devient bleu (ou selon notre observation, bleu

(1) *Pharma. Zeitschrift für Russland.* Janvier 1885.

foncé tirant sur le vert). Quand la proportion de thymol est considérable, le mélange, bleu par réflexion, est rouge quand on le regarde à la lumière transmise (Eykmann).

Usages. — A l'intérieur, le menthol agit comme stimulant diffusible et antispasmodique. C'est un antiseptique puissant; à ce point de vue, il est deux fois plus actif que le phénol (Mac-Donald). On l'a recommandé contre les vomissements incoercibles de la grossesse, la diphtérie, la tuberculose pulmonaire, les catarrhes putrides de l'estomac. On l'administre à la dose de 1 à 2^{gr} par jour, en pilules ou en solution alcoolique.

C'est un anesthésique qui peut, dans certains cas, remplacer la cocaïne avec cet avantage qu'il n'est pas vénéneux.

Rosenberg emploie une solution éthérée alcoolique de menthol ou préférablement une solution huileuse à 20°/₀ pour anesthésier les muqueuses du nez ou du pharynx. Selon ce médecin, son action est moins prolongée que celle d'une solution de cocaïne au même titre; elle dure cependant d'un quart d'heure à une demi-heure.

Le menthol produit de bons effets dans le catarrhe nasal; pour cet usage, on le dissout dans de l'huile d'olives ou d'amandes douces. L'introduction de cette huile mentholée dans les fosses nasales agit aussi sur le pharynx, le larynx et les bronches, grâce à la volatilité du menthol. Les voies respiratoires du malade se trouvent ainsi continuellement soumises à l'influence de ces vapeurs à la fois anesthésiques et antiseptiques.

Le menthol, en solution alcoolique à 10 °/₀ fait cesser la démangeaison et même l'éruption dans les affections prurigineuses (eczéma, lichen, gale, urticaire, prurit nerveux, etc.) (Dubreuil et Archanbault).

Il est employé, avec succès, en pommade, en liniments à 1/10 ou à 1/5 ou sous forme de crayons, pour calmer les douleurs des névralgies superficielles et de la migraine. Galézowski associe le menthol à la cocaïne et à l'hydrate de choral dans la pommade antinévralgique suivante:

Pr. Menthol.............	$1^{gr}50$
. Cocaïne....................	0, 50
Hydrate de chloral	0, 30
Vaseline..................	10 —

En onctions sur la partie douloureuse.

Les crayons de menthol se préparent en coulant ce corps fondu dans une lingotière que l'on soumet aussitôt à un refroidissement brusque en la plongeant dans l'eau froide ; cette opération a pour but d'empêcher l'adhérence des crayons au métal.

En Angleterre, pour préparer ces crayons, on préfére au menthol pur le menthol humide, c'est-à-dire contenant encore de l'essence, parcequ'il se liquéfie au contact de la peau.

On frotte doucement, avec les crayons, la partie douloureuse. Il se produit immédiatement une sensation de froid suivie de chaleur vive et de rubéfaction. Selon Goldscheider, la sensation de fraîcheur est due à une action spéciale du menthol sur les nerfs thermiques.

Le menthol et quelques substances se liquéfient réciproquement quand on les triture ensemble : le liquide formé est huileux. Parmi ces substances, nous citerons : le thymol (parties égales de thymol et de menthol), le phénol, l'hydrate de chloral. Ces liquides, appliqués sur du coton, servent à panser les dents cariées et douloureuses.

EUCALYPTOL

TERPANE ; CINÉOL ; CAJEPUTOL

$$C^{10}H^{18}O$$

———

L'essence d'*Eucalyptus globulus* renferme 50 à 70 °/°
d'*eucalyptol* ou *cinéol* ; on trouve encore, dans cette
essence, du dipentène et un pentène bouillant à 158° et
donnant un chlorhydrate cristallisé dextrogyre.

L'essence d'*Eucalyptus amygdalina* (variété d'Austra-
lie) ne renferme que peu d'eucalyptol ; elle contient de
l'*eucalyptène* ($C^{10}H^{16}$) ne formant pas de chlorhydrate
solide.

L'eucalyptol existe aussi dans les essences de cajeput
(d'où le nom de cajeputol qu'il porte quand on le retire
de cette essence), d'aspic, de semen-contra, de laurier
noble, de romarin.

Préparation. — 1° Procédé du *Codex*. — On soumet
l'essence d'*Eucalyptus globulus* à des distillations fractionnées répétées, de manière à isoler, de 2 en 2 degrès,
les portions bouillant entre 172 et 178° ; ces portions
forment environ les 2/3 de l'essence. On refroidit énergiquement ces produits au moyen d'un mélange de glace
et de sel marin ; chacun d'eux se transforme en une
masse cristalline que l'on essore à la trompe pendant
qu'elle est encore soumise à l'action du mélange réfrigérant. Les cristaux obtenus sont de l'eucalyptol impur. Pour
le purifier, on le fait fondre puis congeler une seconde
fois ; les nouveaux cristaux sont essorés puis liqué-

fiés et le liquide obtenu conservé dans un flacon bouché à l'émeri.

2° Pour obtenir l'eucalyptol pur, on peut utiliser la propriété qu'il possède de former, avec l'acide phosphorique strupeux(1), un composé cristallin facile à purifier.

On traite l'essence de cajeput ou celle d'eucalyptus par une solution très concentrée d'acide phosphorique. Le mélange s'échauffe et se prend bientôt en une masse compacte que l'on exprime très fortement, puis qu'on lave à l'éther, afin de la débarrasser des hydrocarbures. On ajoute alors une quantité suffisante d'eau chaude qui met en liberté l'eucalyptol lequel se réunit à la partie supérieure ; on décante, lave et sèche.

3° Wallach et Brass (2) font passer un courant d'acide chlorhydrique sec dans de l'essence de semen-contra rectifiée et refroidie. Il est indispensable de prendre une essence rectifiée, car les portions supérieures se colorent fortement sous l'influence de l'acide chlorhydrique, sans donner de cristaux. Le liquide rouge, saturé d'acide, ne tarde pas à se prendre en une masse cristalline. Ces cristaux, traités par l'eau, se résolvent en une huile qu'on recueille et qu'on distille avec la vapeur d'eau. Après l'avoir desséché, on soumet le cinéol ainsi obtenu à un nouveau traitement à l'acide chlorhydrique. On répète le traitement jusqu'à ce que la combinaison du cinéol avec l'acide chlorhydrique soit d'un blanc de neige.

Propriétés. — L'eucalyptol est un liquide mobile, incolore, dont l'odeur rappelle à la fois celle du camphre et de la menthe.

(1) *Les huiles essentielles au point de vue chimique, etc. Loco citato,* page 494.

(2) *Ann. Chem.,* **225**, page 204.

Sa densité est à 0° est 0,940 ; à + 15°, elle est égale à 0,930 (Duyk).

Il cristallise à 0° ; les cristaux fondent à + 1°.

Il bout à 176-177° (à 174°, d'après le *Codex*).

Son indice de réfraction $n_e = 1,4559$; il n'agit pas sur la lumière polarisée.

L'eucalyptol est soluble en toutes proportions dans l'alcool absolu, le sulfure de carbone et l'acide acétique cristallisable.

Deshydraté au moyen de l'anhydride phosphorique, il fournit du *cinène* et des polymères de cet hydrocarbure :

$$C^{10}H^{18}O = C^{10}H^{16} + H^2O$$
Eucalyptol.   Cinène.

Oxydé par le permanganate de potasse, il se transforme en acides acétique, carbonique, oxalique et cinéolique : $C^{10}H^{16}O^5$.

Nous avons fait connaître (page 161) l'action que les acides chlorhydrique et bromhydrique gazeux exercent sur l'eucalyptol.

Quand on dissout l'eucalyptol dans quatre fois son volume d'éther de pétrole et qu'on ajoute peu à peu du brome à la liqueur refroidie vers 0°, il se précipite du dibromure $C^{10}H^{18}OBr^2$, d'un rouge cinabre, caractéristique.

Essai. — On caractérise l'eucalyptol et l'on constate sa pureté en déterminant ses constantes physiques ; la formation du dibromure d'eucalyptol est aussi un caractére qu'il ne faut pas négliger.

On le falsifie en lui ajoutant de l'alcool. L'eucalyptol est miscible à l'essence de térébenthine ; quand il contient de l'alcool et qu'on le verse dans cette essence, il la trouble.

Usages. — L'eucalyptol a, d'après Bucholtz, une action antifermentescible trois fois plus énergique que celle du phénol. Il est employé dans le traitement des bronchites chroniques, de la tuberculose pulmonaire et des affections des voies génito-urinaires. On l'administre par la bouche, en inhalations, en injections hypodermiques. Quel que soit son mode d'administration, il s'élimine, à la fois, par les reins et les poumons.

Par la bouche, on ne l'administre qu'en capsules renfermant $0^{gr},20$ d'eucalyptol. On en fait prendre 3 à 5 par jour.

Pour les injections d'eucalyptol, on emploie la vaseline liquide comme véhicule. Albin Meunier a proposé la formule suivante :

Pr. Eucalyptol pur................ 5 parties.
Vaseline liquide médicinale..... 20 —

Dujardin-Beaumetz employait des solutions à parties égales. Si l'eucalyptol est *pur*, l'injection de ces solutions, à la dose de 1^{cc}, renouvelée matin et soir, ne détermine pas d'accidents locaux. On peut aussi, pour les injections d'eucalyptol, remplacer la vaseline par l'huile d'amandes douces stérilisée par la chaleur.

L'eucalyptol est généralement bien supporté par les malades ; cependant il présente quelques inconvénients. C'est ainsi que beaucoup se plaignent de l'odeur persistante et désagréable de l'haleine ; chez d'autres, la diminution de l'expectoration amène de la dyspnée.

Roussel, de Genève, a préconisé les injections d'eucalyptol dans le traitement de la tuberculose ; Ball en a aussi vanté les bons effets dans cette maladie. Mais Dujardin-Beaumetz (1) a reconnu que ces injections ne

(1) *Les nouvelles médications*, par Dujardin-Beaumetz (1re série), 1891, pages 235, 236.

faisaient jamais disparaître, des produits de l'expectoration, les bacilles caractéristiques ; si elles soulagent les malades, elles ne guérissent pas la maladie. L'eucalyptol est donc surtout un modificateur des sécrétions bronchiques ; dans certains cas de phtisie très fébrile, il peut être plus dangereux qu'utile.

A l'extérieur, on emploie quelquefois l'eucalyptol comme antiseptique (solution alcoolique à 5 $^o/_{oo}$), quelquefois aussi comme calmant dans les rhumatismes et les névralgies (solution huileuse à 1/5).

CANTHARIDATE DE POTASSE

$$C^{10}H^{12}K^2O^5 + H^2O$$

La cantharidine, découverte en 1812 par Robiquet, est le principe vésicant des cantharides, des méloés et des mylabres. Elle cristallise en prismes obliques à base rhombe, incolores, fusibles à 218°, insolubles dans l'eau, peu solubles dans l'alcool froid. Sous l'influence de l'eau et des alcalis, la cantharidine s'hydrate et se transforme en un acide faible, l'acide cantharidique :

$$C^{10}H^{12}O^4 + 2KOH = C^{10}H^{12}K^2O^5,H^2O$$

Cantharidine.   Cantharidate
de potasse.

Une solution chaude de cantharidate alcalin, traitée par un acide minéral, donne, non pas l'acide cantharidique, mais son anhydride, la *cantharidine*. Si l'on opère avec des solutions étendues et froides, la cantharidine ne se forme pas mais elle prend naissance dès que l'on élève la température à 60-70°. Il est donc permis de supposer que l'acide cantharidique existe dans la solution froide, bien qu'on ne soit jamais parvenu à l'isoler.

Chauffée avec de la chaux sodée, la cantharidine laisse distiller du cantharène et de l'orthoxylène :

$$C^{10}H^{12}O^4 = C^8H^{12} + 2CO^2 \qquad C^{10}H^{12}O^4 = C^8H^{10} + 2CO^2 + H^2$$

Cantharène. Orthoxylène.

Le cantharène est un dihydro-orthodiméthylbenzène : $C^6H^4(CH^3)^2_{(1.2)}H^2$, comme le térébenthène est un dihydro-paraméthylpropylbenzène. Le cantharène rattache donc la cantharidine et l'acide cantharidique à la série térébénique.

Sous l'influence de l'acide iodhydrique concentré, à 100°, la cantharidine se transforme en un corps isomère, l'acide cantharique. C'est un acide monobasique qui cristallise par l'évaporation lente de ses solutions aqueuses.

Comme il forme une oxime et une hydrazone, on peut considérer l'acide cantharique comme un acide cétonique renfermant le groupement $CO-CO^2H$; sa formule serait $C^8H^{11}O-CO-CO^2H$. L'acide cantharidique serait lui-même un acide cétonique : $C^8H^{13}O^2-CO-CO^2H$ (Homolka).

Préparation du cantharidate de potasse.

Pr. Cantharidine..................	10 gr.
Potasse caustique pure.......	5 , 75
Eau distillée........	200

On introduit la cantharidine, la potasse et l'eau dans un ballon de 500^{cc} environ et l'on chauffe au bain-marie jusqu'à dissolution complète. Par refroidissement, le cantharidate de potasse cristallise.

Propriétés. — Ce sel cristallise en aiguilles solubles dans 25 parties d'eau froide et dans 12 parties d'eau bouillante ; il est peu soluble dans l'alcool, insoluble dans l'éther et le chloroforme.

Très toxique.

Usages. — La cantharidine est le vésicant le plus énergique, mais sa volatilité, à la température ordinaire, la rend très dangereuse à manier. On lui substitue avantageusement le cantharidate de potasse. Dragendorff et Masing ont montré qu'une solution de $0^{gr},00017$ de ce sel dans 200^{gr} d'eau, imprégnant un linge d'un centimètre carré, produit sensiblement la même vésication qu'un emplâtre vésicatoire étendu sur une égale surface.

On prépare des taffetas vésicants à base de cantharidate de potasse.

Liebreich a préconisé, il y a six ou sept ans, la cantharidine comme modificateur des tissus tuberculeux. L'action de ce médicament se bornerait à produire une exsudation de sérum par les capillaires en état d'irritation, et, par conséquent, dans les tissus atteints de lésions tuberculeuses.

Liebreich employait la cantharidine en injections hypodermiques, mais ce principe étant insoluble dans l'eau, il fut amené à préparer de toutes pièces une solution alcaline de cantharidine. Voici la formule de cette solution :

    Pr. Cantharidine pure .... $0^{gr},20$
    Potasse à l'alcool 0, 40
    Eau distillée................... 20^{cc}

On fait dissoudre, on chauffe jusqu'à dissolution et on complète, avec de l'eau distillée, le volume d'un litre.

Cette solution *alcaline* de cantharidate de potasse représente, par centimètre cube, *deux décimilligrammes* de cantharidine. Elle serait moins irritante que les solutions alcalines, au même titre, de cantharidate de potasse.

Comme il arrive presque toujours quand on essaie un nouveau médicament, on crut d'abord obtenir, avec la cantharidine, d'excellents résultats. Mais, comme cela arrive trop souvent aussi, on ne tarda pas à reconnaître leur exagération ; on nia l'effet utile des injections faites avec la solution de Liebreich, on signala les accidents qu'elles pouvaient causer et ce mode de traitement de la tuberculose fut bientôt abandonné.

QUASSINE CRISTALLISÉE

$C^{32}H^{42}O^{10}$

La quassine, principe amer du *bois de Surinam* (*Quassia amara* fam. Rutacées-quassiées), a été obtenue, pour la première fois, par Winkler, en 1834. Ce chimiste considérait la quassine comme un alcaloïde.

En 1836, Wiggers reprend l'étude de ce principe et montre que, ne contenant pas d'azote, ce n'est pas un alcaloïde. L'analyse élémentaire qu'il effectue conduit à attribuer à la quassine la formule $C^{32}H^{40}O^{10}$. Il constata que sa solution aqueuse précipite par le tannin. En 1868 Enders, et en 1882, Christensen, utilisent cette propriété pour préparer la quassine. Ce dernier chimiste lui donne pour formule $C^{31}H^{42}O^{9}$. Oliveri et Denaro (1) soumettent de nouveau la quassine à l'analyse élémentaire ; sa formule serait $C^{32}H^{42}O^{10}$. Ils en étudient les propriétés et la constitution. Elle cristallise en aiguilles appartenant au système monoclinique ; elle est dextrogyre, fond vers 210 degrés.

En 1890, Massute (2) extrait du bois de Surinam quatre corps cristallisés, à points de fusion constants : 210°-211°, 215°-217°, 222°-226°, et 239°-242°. Le premier et le

---

(1) *Sur la Quassine*, par Oliveri et Denaro. *Pharmaceut. Journ.*, Novembre 1888.

(2) Massute. *Beiträge zur Kennt. der Chemis. Bestanteile von Quassia am. und Picrœna excelsa. Arch. der Ph.*, t. XXVIII, page 147. 1890.

dernier de ces corps n'ont pas été analysés; mais les propriétés physiques du premier l'identifient à la quassine de Wiggers et à celle d'Oliveri et Denaro. Quant aux deux autres, Massute en a fait l'analyse élémentaire et constaté qu'ils représentent les homologues supérieurs de la quassine.

Les formules de Wiggers et d'Oliveri et Denaro concordent sensiblement ; celle de Christensen en diffère, mais comme ce dernier auteur ne dit pas de quel bois provenait la quassine qu'il a étudiée, peut-être s'agit-il, non pas du *Bois de Surinam*, mais d'une espèce voisine, le *Bois de la Jamaïque*. Depuis un certain nombre d'années, en effet, le bois ou quassia de la Jamaïque (*Picrœna excelsa* fam. des Rutacées-quassiéés) tend à se substituer au bois du quassia amara.

Ces deux bois sont d'ailleurs indiqués comme officinaux dans la Pharmacopée française (Editions de 1866 et de 1884). Massute (mémoire cité) a retiré du bois de la Jamaïque deux corps cristallisés qu'il désigne sous le nom de *picrasmines*. L'un entre en fusion à 204° et l'autre à 209-212° ; le premier aurait pour formule $C^{35}H^{46}O^{10}$; le second, de formule $C^{36}H^{48}O^{10}$, serait son homologue supérieur. Les picrasmines sont donc distinctes des quassines.

En résumé, il semblerait que la matière amère des deux bois de quassia soit constituée par une série de corps homologues.

Fonction et constitution probables de la quassine de Wiggers et de Oliveri et Denaro. — Entre les deux formules, peu différentes du reste, données pour la quassine par Wiggers, d'une part, par Oliveri et Denaro, d'autre part, nous choisirons celle de ces derniers chimistes qui ont aussi étudié sa fonction chimique (1). Cette formule

(1) *Gaz. Chim. Ital.*, t. XVII, page 570, 1887, t. XVIII, page 169, 1888.

est $C^{32}H^{44}O^{10}$. Les acides chlorhydrique et sulfurique étendus, agissant à chaud sur la quassine, ne fournissent pas de glucose ; ce n'est donc pas un glucoside. Traitée par l'acide chlorhydrique étendu de son volume d'eau, la quassine donne naissance à un acide bibasique $C^{30}H^{38}O^{10}$, et à de l'éther méthyl-chlorhydrique, en sorte que la quassine pourrait être considérée comme un éther diméthylique d'un acide particulier : l'acide quassique.

$$C^{32}H^{42}O^{10} + 2\,HCl = C^{30}H^{38}O^{10} + 2\,CH^3Cl$$

Quassine.   Acide quassique.

L'acide quassique se combine à deux molécules d'hydroxylamine avec élimination d'eau, en donnant naissance à un composé cristallin fusible à 228°. Enfin, il s'unit à deux molécules de phénylhydrazine avec élimination de deux molécules d'eau. Ces deux dernières propriétés laissent supposer que l'acide quassique possède deux fonctions cétoniques.

La picrasmine $C^{35}H^{46}O^{10}$ traitée par l'acide chlorhydrique se comporte comme la quassine ; elle donne de l'éther méthyl-chlorhydrique et de l'acide picrasmique, bibasique, mais différent de l'acide quassique.

Préparation. — 1° *Procédé Christensen*, employé également par Oliveri et Denaro.

On fait une décoction aqueuse de bois de quassia; on évapore le liquide jusqu'à ce que son poids soit réduit à celui du bois traité. On neutralise exactement par le carbonate de sodium et on précipite par le tannin. Le tannate bien lavé, est traité par du carbonate de plomb et un peu d'eau; on dessèche complètement le mélange au bain-marie et on l'épuise par l'alcool à 80° bouillant. Par évaporation lente de la solution alcoolique, la quassine cristallise.

2° Procédé Adrian et Moreau.

On épuise les copeaux de quassia par l'eau distillée bouillante additionnée de 5^{gr} de carbonate de potassium par kil. de bois; on évapore en consistance d'extrait qu'on épuise par l'alcool à 90^c chaud. Les liqueurs alcooliques sont additionnées d'acide sulfurique étendu de dix fois son poids d'alcool à 90^c tant qu'il se forme un précipité (il faut environ 2^{gr} à 2^{gr},50 d'acide par kil. de bois). On filtre et on ajoute à la liqueur un lait de chaux au tiers (4 à 5^{gr} de chaux par kil. de bois). Quelque temps après, on passe à travers une toile; on lave le dépôt avec de l'alcool et on le presse. On fait passer dans la liqueur un courant d'acide carbonique pour précipiter la chaux; on sépare le précipité par filtration. On distille l'alcool et on sèche le résidu de l'opération; ce résidu est la *quassine amorphe.*

Pour avoir la *quassine cristallisée*, on arrête la distillation quand il reste encore un peu d'alcool; on jette le liquide bouillant sur un filtre mouillé et l'on fait évaporer le reste de l'alcool à 80°. On laisse refroidir; la quassine cristallise. On la purifie par des cristallisations dans l'alcool à 95^c; on lave les cristaux avec ce même alcool ou avec de l'alcool absolu.

On donne comme rendement 1^{gr},25 à 1^{gr},50 de quassine cristallisée par kil. de bois, mais nous ne savons si ce rendement se rapporte au bois de Surinam ou à celui de la Jamaïque.

Propriétés. — La quassine est en cristaux incolores formés de lamelles rectangulaires; elle est inodore, très amère, fond à 210°.

Elle est soluble dans 30 p. d'alcool à 85^c et dans 2 p. de chloroforme, peu soluble dans l'éther ou l'éther de pétrole, soluble dans environ 400 p. d'eau à 22°. Elle se dissout dans les acides et les solutés d'alcalis caustiques.

Elle est dextrogyre. En solution dans l'alcool à 95°, elle donne $\alpha_D = +37°8$; elle réduit la liqueur cupro-potassique (Oliveri et Denaro) ; sa solution aqueuse jaunit à l'air.

Essai. — Il est probable que la quassine cristallisée du commerce est un mélange des quassines isolées par Massute.

Comme on peut croire que les fabricants font quelquefois usage du bois de la Jamaïque, la quassine doit être, dans ce cas, remplacée par les picrasmines de Massute.

Il faut rejeter la quassine amorphe qui est toujours impure. En effet, la quassine amorphe la plus belle ne renferme pas plus de 18 à 20 °/₀ de quassine cristallisable et autant de quassine incristallisable ; le reste est formé de sels minéraux (25 à 30 %), de résine et d'autres matières organiques (30 à 35 °/₀).

Quand on la calcine dans une capsule de platine, la quassine cristallisée brûle sans résidu.

Usages. — A doses modérées, la quassine active la sécrétion des glandes salivaires, du foie et des reins ; elle réveille l'action musculaire des fibres du tube digestif et stimule l'appétit.

A doses exagérées, elle détermine une sensation de brûlure dans la gorge, des nausées et des vertiges.

En raison de son amertume considérable, la quassine s'administre exclusivement sous forme de pilules, granules ou dragées.

Les granules de quassine cristallisée sont dosées à 2 milligrammes. On en fait prendre un à cinq par jour.

STROPHANTINE

$$C^{31}H^{48}O^{12}$$

La strophantine est un glucoside extrait du *Strophantus Kombe*, Oliver (*Strophantus Hispidus* D.C. var.) : Apocynées.

Le genre *hispidus*, créé par A. P. de Candolle, contient actuellement 35 espèces connues. La plupart, et parmi elles, toutes les espèces médicinales, habitent une aire ordinairement assez restreinte dans la région tropicale Africaine, surtout sur la côte occidentale et, principalement, du Caméron à l'Angola. Ce sont de grandes lianes à suc laiteux.

On trouve, dans le commerce, trois espèces principales de Strophantus :

Strophantus Kombe : cette espèce, qui est l'officinale, nous arrive par le Mozanbique, des régions arrosées par le Zambèze et le Chiré. Il est probable qu'elle s'étend fort loin dans les terres et rejoint l'espèce typique hispidus dans la région du Victoria Nyanza.

Ses semences sont vertes, couvertes de poils appliqués, à odeur vireuse et à saveur très amère. On en fait une forme orientale de l'hispidus.

Strophantus glabre du Gabon : Semences jaune ambré, sans poils, non amères ; on l'attribue au *Strophantus gratus* du Gabon, de Sierra-Leone, etc.

Strophantus hispidus : C'est l'espèce type produite par la plante de ce nom. Cette plante se rencontre du Sénégal

au Caméron, sur toute la côte de Guinée par conséquent.

Semences de couleur fauve, couvertes de poils courts
et serrés, inodores, à saveur amère.

Résumons brièvement, avec Louis Planchon (1), les
études chimiques dont les Strophantus ont été l'objet :
en 1869, Fraser étudie le Strophantus Kombe sous le
nom de Strophantus hispidus : il appelle strophantine le
principe impur qu'il en retire.

Gallois et Hardy étudient, en 1877, le même Strophantus ; ils retirent de l'aigrette, qui surmonte le fruit,
une substance qu'ils nomment Inéine, dont l'existence
n'est pas parfaitement prouvée ; de la semence ils retirèrent la strophantine cristallisée.

En 1887, Catillon isole plusieurs strophantines de
graines variées ; avec Fraser, Adrian et Bardet, il prouve
que les strophantines sont des glucosides.

Arnaud (2) étudie la strophantine du Stropnantus
Kombe et lui assigne pour formule $C^{31}H^{48}O^{12}$. Il montre
que la strophantine est l'homologue supérieur d'un
autre glucoside : l'Ouabaïne, retiré de l'Ouabaïo (bois de
l'*Acokanthera Oubaïo*,, (fam. des Apocynées), poison des
Somalis. La formule de l'oubaïne est $C^{30}H^{46}O^{12}$. L'oubaïne
et la strophantine sont, tous les deux, des poisons cardiaques redoutables

Arnaud (3) montre que le Strophantus hispidus ne

(1) *Bulletin de Pharmacie du Sud-Est*, 1896, page 177.

(2) *Sur la composition élémentaire de la Strophantine cristallisée,
extraite du Strophantus Kombé*, par Arnaud. *Comptes rendus de
l'Académie des sciences*, **107**, page 179, 1888. Voir aussi *Sur la matière
cristallisée active des flèches empoisonnées des Somalis extraite du bois
d'Ouabaïo*, par le même auteur, *Loco citato*, **106**, page 1011, 1888.

(3) *Sur la matière cristallisée active extraite des sem. du S. glabre
du Gabon*, par Arnaud. *Comptes rendus de l'Académie des sciences*,
107, page 1011, 1888.

contient pas de strophantine vraie ; que le glabre du Gabon renferme, non pas ce glucoside, mais de l'ouabaïne.

Le Strophantus Kombe renferme 9 à 10 °/oo de strophan_ tine cristallisée ; le Strophantus glabre 47 à 50 °/oo d'ouabaïne cristallisée ; le Strophantus hispidus contient 6 à 7 °/oo de strophantine amorphe.

Ce qui précède montre que, pour les préparations officinales, les différents Strophantus ne doivent pas être substitués les uns aux autres et que l'on doit rigoureusement n'employer, pour ces préparations, comme pour l'extraction de la strophantine, que le Strophantus Kombe.

Préparation. — On dissout dans l'eau l'extrait alcoolique de semences de Strophantus, de manière à avoir une solution concentrée ; on filtre, on ajoute à la solution un excès de tannin en solution également concentrée ; on recueille le précipité qu'on lave avec soin et qu'on mélange tout humide avec un excès d'oxyde de plomb récemment précipité. On fait digérer le mélange, pendant plusieurs jours, à une douce températuie ; on le sèche et on l'épuise par l'alcool à 84ᶜ.

Si la solution alcoolique contient encore du tannin, on ajoute à nouveau de l'oxyde de plomb humide, et on opère comme il vient d'être dit.

On fait passer dans la liqueur alcoolique un courant d'anhydride carbonique bien lavé pour enlever les traces de plomb. On filtre et on évapore à siccité. Le résidu est dissous dans l'alcool à 84ᶜ et, après filtration, on ajoute de l'éther à la solution pour précipiter la strophantine que l'on redissout dans l'alcool absolu. On abandonne à l'évaporation spontanée et on achève la dessiccation dans le vide, en présence de l'acide sulfurique ; la strophantine cristallise.

Arnaud a donné le procédé suivant pour extraire l'ouabaïne ; ce procédé s'applique à la préparation de la strophantine : les graines, broyées avec soin, sont fortement exprimées entre des feuilles de papier non collé, afin d'en retirer la majeure partie de l'huile. Le tourteau, obtenu, finement pulvérisé, est épuisé par l'alcool à 70°, en présence d'une petite quantité de carbonate de chaux, pour assurer la parfaite neutralité du liquide. On fait digérer pendant plusieurs jours à une température inférieure à 60°, puis on retire l'alcool par distillation dans le vide, sans pousser l'évaporation jusqu'à siccité.

Le résidu sirupeux est repris par l'eau à 50° ; on filtre et évapore dans le vide sec. On obtient ainsi une masse cristalline peu colorée que l'on purifie par plusieurs cristallisations dans l'eau.

Propriétés. — La strophantine vraie, c'est-à-dire celle extraite du Strophantus Kombe, cristallise en fines paillettes microscopiques, groupées autour d'un centre, présentant un peu l'aspect micacé de l'iodure de cadmium. Elle est incolore, d'une amertume excessive. Elle forme un hydrate perdant son eau dans le vide sec ; cet hydrate est fusible au-dessous de 100°. Anhyte, elle ne fond pas nettement, mais prend l'état pâteux vers 165° en s'altérant assez rapidement.

Soluble dans 43 p. d'eau à + 18°.
    —   13 p. d'alcool absolu froid.
    —   4 p.   —   bouillant.

Soluble dans la glycérine, insoluble dans l'éther, le chloroforme, le sulfure de carbone, le benzène.

Sa solution aqueuse mousse par l'agitation. Sa solution

alcoolique soumise à l'évaporation l'abandonne sous forme d'un vernis.

Elle est dextrogyre ; avec un soluté contenant 2,3 de strophantine pour 100 p. d'eau, on a $\alpha_D = +30°$.

Portée à l'ébullition avec les acides minéraux étendus, elle se dédouble en glucose et strophantidine qui se dépose par le refroidiseement. Le liquide acide, neutralisé par de la soude, réduit alors la liqueur cupropotassique.

La strophantine ne précipite pas par les réactifs généraux des alcaloïdes ; cependant le tannin en excès donne avec elle un précipité blanc abondant.

Si l'on touche un cristal de strophantine avec de l'acide sulfurique monohydraté, on obtient une coloration vert émeraude, passant au rouge brun, puis au noir. A chaud, l'acide chlorhydrique donne une coloration verte, comme avec la digitaline.

Le réactif Lafont (mélange à parties égales d'alcool et d'acide sulfurique, additionné d'une goutte de chlorure ferrique étendu), donne, en chauffant légèrement, une belle couleur vert émeraude ; cette coloration est persistante.

Essai. — Dans la droguerie, on substitue très fréquemment l'ouabaïne à la strophantine ; cette substitution s'explique d'une part, en raison de la richesse plus grande en glucoside du Strophantus glabre (1), et, d'autre part, parce que cette sorte arrive plus abondamment que les autres dans le commerce français.

Il est facile de distinguer l'ouabaïne de la strophantine dont nous venons de donner les caractères.

L'aspect des deux produits est différent : tandis que la

(1) Arnaud a retiré 47 °/₀₀ d'ouabaïne des semences de Strophantus glabre.

strophantine est formée de paillettes groupées autour d'un centre, et d'un aspect micacé, l'ouabaïne est en lamelles rectangulaires, tantôt excessivement minces et transparentes, tantôt plus épaisses et opaques.

La strophantine est *dextrogyre*, l'ouabaïne *lévogyre;* le pouvoir rotatoire de cette dernière est de — 33°8 à la température de 50° et pour une solution aqueuse renfermant 6,5 °/₀ de glucoside. Arnaud opère à cette température parce que la solubilité à froid de l'ouabaïne est trop faible, pour que ses solutions faites à la température ordinaire, donnent une déviation appréciable. L'ouabaïne est en effet beaucoup moins soluble dans l'eau que la strophantine.

Tandis que l'acide sulfurique donne immédiatement avec la strophantine une coloration vert foncé, passant graduellement au rouge brun, le même acide donne avec l'ouabaïne une coloration brune, passant au violet, puis au violet foncé, et enfin au vert.

L'acide chlorhydrique donne à chaud, avec la strophantine, une coloration vert émeraude, et avec l'ouabaïne une coloration jaune verdâtre.

Le réactif Lafont colore la strophantine en vert et l'ouabaïne en violet.

Usages. — Depuis fort longtemps, les nègres de la côte de Sierra-Leone, du Gabon, du Zambèze et de la région des Grands Lacs connaissent les propriétés toxiques des semences de Strophantus. Avec ces semences pilées, les Pahouins préparent l'*Inée* ou *Onaye* dont ils se servent pour empoisonner leurs flèches et leurs sagaïes.

Les recherches physiologiques de Pélikan, de Fraser, de Polaillon et Carville ont établi que les semences de Strophantus constituent un poison cardiaque redoutable.

Les essais thérapeutiques furent faits avec la teinture de Strophantus Kombe (Fraser).

Cette teinture possède des propriétés analogues à la digitale ; elle accélère les mouvements du cœur ; elle a l'avantage de ne pas contracter les artérioles.

Le Strophantus est un excellent tonique du cœur, aussi actif que la digitale ; il possède une action diurétique réelle (Huchard, Dujardin-Beaumetz).

Il produit des effets très utiles sur les cœurs fatigués et les asystoliques. La diurèse est plus rapide que celle que produit la digitale, mais non moins énergique (Bucquoy).

Malheureusement, la richesse si variable des graines en principe actif dont la nature diffère d'une espèce de Strophantus à l'autre, rend le médicament difficile à manier. Aussi a-t-on voulu lui substituer la strophantine du Strophantus Kombe.

La strophantine est d'une activité extrême ; son pouvoir toxique est de 1/2 milligramme pour 1 kilogramme d'animal.

L'examen que nous avons fait de plusieurs échantillons de strophantine du commerce, nous a montré que ce produit n'était souvent que le glucoside du *Strophantus glabre*, c'est-à-dire l'*ouabaïne*.

Il est certain que les expériences physiologiques ont été faites tantôt avec la strophantine vraie, tantôt avec l'ouabaïne. Or, si les propriétés physiologiques des deux glucosides sont identiques, il n'en est pas de même de leur activité.

En effet, Gley (1) a montré que la puissance toxique de

(1) *Sur la toxicité comparée de l'Ouabaïne et de la Strophantine*, par E. Gley, *Comptes rendus de l'Académie des sciences*. **107**, page 348, 1888.

l'ouabaïne est beaucoup plus considérable que celle de
de la strophantine. Nous ne saurions donc trop attirer
l'attention des pharmaciens et des médecins sur cette
substitution. Les pharmaciens doivent refuser toute
strophantine qui ne répond pas aux essais du *Codex*.

Doses. — La dose habituelle de la strophantine est de
1 granule à 1/10 de milligramme; la dose *maxima* 1/2 milligramme.

Afin de prévenir les accidents qui peuvent résulter de
l'emploi de certains alcaloïdes et glucosides qui, comme
la strophantine, possèdent une grande activité, le Supplément du *Codex* a donné la formule de poudres au
centième qui rendent les pesées plus faciles.

POUDRE DE STROPHANTINE AU CENTIÈME

POUDRE OFFICINALE DE STROPHANTINE

$Pr.$ Strophantine.. .... 1 gr.
Sucre de lait.................... . 96^{gr}50
Carmin n° 40............... .. .. 2, 50

On triture lentement et avec soin, dans un mortier en
verre, la strophantine avec une petite partie du sucre de
lait; on ajoute ensuite le carmin, puis, peu à peu, le reste
du sucre; on continue la trituration jusqu'à ce qu'on ait
obtenu une poudre présentant une couleur *absolument
uniforme*. On tamise plusieurs fois pour assurer l'homo-
généité du mélange. *Un* gramme de cette poudre renferme
un centigramme de strophantine.

On prépare de même les poudres suivantes :
Poudre de digitaline cristallisée au centième.
    — d'aconitine critallisée au centième.
    — d'azotate d'aconitine cristallisée au centième.

GRANULES DE STROPHANTINE

Pr. Poudre officinale à $\frac{1}{100}$ de strophantine. .   1 gr.
Sucre de lait pulvérisé . . . .   3 —
Poudre de gomme arabique . . . .   1 —
Mellite simple . . . .   Q. S.

On triture longtemps et soigneusement la poudre officinale de strophantine, avec le sucre de lait. Lorsque le mélange présente une couleur uniforme, on ajoute la poudre de gomme ; on triture de nouveau et l'on verse une quantité suffisante de mellite simple pour obtenir une masse pilulaire que l'on divise en 100 granules.

Ces granules sont colorés en *rose* et renferment chacun *un dixième* de milligramme de strophantine.

On prépare de la même manière, et en se conformant au même dosage, les granules de :

Digitaline cristallisée.

Aconitine cristallisée.

Azotate d'aconitine cristallisée.

ALCALOÏDES VÉGÉTAUX

CAFÉINE

$$C^8H^{10}Az^4O^2 \quad \text{ou} \quad C^5H(CH^3)^3Az^4O^2$$

La caféine a été extraite du café, en 1820, par Runge. En 1827, Oudry retira du thé une substance cristallisée qu'il nomma *théine*. En 1838, Jobst et Mulder démontrèrent l'identité de la caféine et de la théine. La caféine existe aussi dans le guarana (fruits du *Paulinia sorbilis*) (Martius); le thé du Paraguay (feuilles de l'*Ilex Paraguayensis*) (Stenhouse) ; la noix de Kola (*Cola acuminata*) (Heckel et Schlagdenhauffen).

La caféine est un alcaloïde faible, mais un alcaloïde d'un genre particulier; avec la théobromine, autre alcaloïde retiré du cacao, elle fait partie des dérivés de la xanthine.

La caféine est une triméthylxanthine, la théobromine une diméthylxanthine.

Fischer a fait la synthèse de cette dernière en traitant, à 100°, le dérivé plombique de la xanthine par l'iodure de méthyle :

$$C^5H^2PbAz^4O^2 + 2\,CH^3I = C^5H^2(CH^3)^2Az^4O^2 + PbI^2$$
Théobromine.

Si maintenant on traite la théobromine argentique par CH^3I, on obtient la caféine.

$$C^5HAg(CH^3)^2Az^4O^2 + CH^3I = C^5H(CH^3)^3Az^4O^2 + AgI$$
Caféine.

Préparation. — On retire habituellement la caféine du thé qui en contient plus que le café; mais on pourrait aussi la retirer avantageusement de la noix de Kola.

Il existe plusieurs procédés pour extraire la caféine du thé; nous n'en ferons connaître que deux :

1° On fait avec le thé une infusion que l'on précipite par le sous-acétate de plomb. On ajoute ensuite un peu d'ammoniaque au liquide, on filtre, on fait passer un courant d'hydrogène sulfuré qui précipite l'excès de plomb à l'état de sulfure, on filtre de nouveau et on évapore lentement. Par le refroidissement, il se dépose d'abondants cristaux de caféine presque pure; la concentration des eaux-mères en fournit une nouvelle quantité.

Ce procédé s'applique aussi à la préparation de la caféine au moyen du café.

2° Le procédé que nous allons décrire a été donné par Legrip et Petit (1) :

On verse sur le thé réduit en poudre deux fois son poids d'eau bouillante, on laisse macérer pendant quelques instants, on introduit la poudre humide dans un appareil à déplacement et on l'épuise par le chloroforme tant que ce liquide passe coloré. La solution chloroformique distillée laisse pour résidu un mélange de matières huileuses et de caféine qui, traité par l'eau, en présence du noir animal, donne, par refroidissement, de la caféine pure.

(1) *Journal de Pharmacie et de Chimie*, 6ᵉ série, t. III, page 529.

Propriétés. — La caféine cristallisée dans l'eau contient une molécule d'eau de cristallisation, c'est la caféine officinale. Elle forme de belles aiguilles incolores, légères, soyeuses, d'une saveur amère.

Elle devient anhydre à 100°; elle fond à 234° et peut être sublimée sans altération, si elle est bien pure.

1 partie de caféine se dissout dans 72 parties d'eau à + 15°; elle se dissout abondamment dans l'eau bouillante et la solution saturée se prend en bouillie par le refroidissement.

1 partie de caféine se dissout dans 40 parties d'alcool à 85° à la température de + 15° et dans 150 parties d'alcool absolu à + 15°. Elle est peu soluble dans l'éther; elle se dissout dans 9 parties de chloroforme.

La caféine est un alcaloïde faible; sa réaction est parfaitement neutre au tournesol; les réactifs ordinaires des alcaloïdes ne la précipitent que si ses solutions sont relativement très chargées. Ses sels sont extrêmement instables et dissociés par l'eau avec la plus grande facilité.

Elle se dissout très bien dans l'eau en présence du benzoate, du cinnamate, du salicylate de soude (1). Cette propriété est précieuse au point de vue de l'administration de la caféine en injections hypodermiques. Selon Tanret, il se produirait des sels doubles de caféine très solubles car l'union de la caféine et des sels alcalins que nous venons d'indiquer s'effectuerait dans le rapport des poids moléculaires de ces corps.

Le tannin précipite la caféine de ses solutions à 1/2000. (2).

(1) *Sur la Caféine*, par Tanret, *Journal de Pharmacie et de Chimie*, 5° série, 1882, t. V, page 591.

(2) *Des Kolas africains*, par Heckel et Schlagdenhauffen, Paris, 1884.

Une solution de caféine, traitée par l'eau de chlore ou par l'acide nitrique et évaporée à sec, avec précaution, laisse un résidu brun rouge, soluble dans l'ammoniaque, en donnant une liqueur rouge violacée, mais ne virant pas au bleu-violet par la potasse comme le fait la murexide.

CHLORHYDRATE DE CAFÉINE

$$C^8H^{10}Az^4O^2, HCl + 2H^2O$$

Préparation :

Pr. Caféine... ....,.........	100 gr.
Acide chlorhydrique...........	Q. S.

On dissout, en chauffant doucement, la caféine dans un excès d'acide chlorhydrique concentré. Par le refroidissement, le chlorhydrate de caféine cristallise.

Propriétés. — En gros cristaux prismatiques incolores, décomparables par l'eau, l'alcool et la chaleur. A 110°, les cristaux perdent leur acide et il reste de la caféine.

BROMHYDRATE DE CAFÉINE

$$C^8H^{10}Az^4O^2,HBr + 2\,H^2O$$

Préparation :

Pr. Caféine........	100 gr.
Acide bromhydrique.,.......,.....	Q. S.

On dissout, en chauffant doucement, la caféine dans un excès d'acide bromhydrique concentré. Par le refroidissement, le bromhydrate de caféine cristallise.

Propriétés. — Il cristallise en magnifiques cristaux tabulaires qui s'altèrent et se colorent légèrement à l'air. A 110°, le sel se décompose; l'acide bromhydrique se dégage et il ne reste que de la caféine. L'eau et l'alcool le dissocient surtout à chaud.

Usages de la caféine et de ses sels. — La caféine est employée dans la migraine et les névralgies.

C'est un médicament cardiaque; elle augmente la tension vasculaire et est préconisée dans les affections du cœur comme succédanée de la digitale; elle provoque la diurèse.

On la considère aussi comme possédant des propriétés antidéperditives; aussi l'emploie-t-on comme médicament d'épargne.

On l'administre à la dose de $0^{gr},25$ à 1^{gr} par jour; quelquefois, dans les hydropisies cardiaques, on peut aller jusqu'à 2^{gr}; mais il est prudent, dans la majorité des cas, de ne pas dépasser 1^{gr} à cause de l'action congestive que la caféine produit sur le cerveau.

On l'administre quelquefois en pilules ou en poudre dans des cachets ; mais cette forme doit être évitée car la caféine en poudre occasionne des maux d'estomac. Il est bien préférable de l'administrer en solution, dans une potion ou en injection hypodermique. Mais la caféine étant très peu soluble dans l'eau, on a essayé de lui substituer ses sels, qui eux sont très solubles dans l'eau. Malheureusement les sels de caféine sont extrêmement instables ; c'est ainsi que le citrate de caféine du commerce n'est, le plus souvent, qu'un mélange de caféine et d'acide citrique. Le bromhydrate lui-même, mentionné par le *Codex*, bien que parfaitement défini, s'altère rapidement et est dissocié par l'eau et par l'alcool.

Pour préparer les dissolutions de caféine, le mieux est de l'associer au salicylate ou au benzoate de soude, selon le conseil de Tanret.

SOLUTION DE CAFÉINE

Pr. Caféine............................ 7 gr.
Benzoate de soude................. 7 —
Eau................................ 250 —

Une cuillerée à bouche contient $0^{gr}50$ de caféine.

Les deux solutions suivantes ont été adoptées par le *Codex* :

SOLUTÉS DE CAFÉINE POUR INJECTIONS HYPODERMIQUES

N° 1 *Pr.* Caféine......................... $2^{gr}50$
Benzoate de soude.............. 3
Eau distillée bouillie et refroidie.. Q. S. (environ 8 gr.)

Pour obtenir 10^{cc} de soluté.

On triture à froid, dans un mortier en verre, la caféine et le benzoate de soude, en ajoutant peu à peu l'eau distillée. La dissolution achevée, on filtre et on reçoit le liquide dans un flacon bouchant à l'émeri. Pour stériliser le soluté, on interpose un fil entre le goulot et le bouchon, afin de prévenir l'adhérence et de permettre la sortie de l'air, on place le flacon dans l'eau froide jusqu'à la naissance du col, puis on porte l'eau à l'ébullition que l'on maintient pendant un quart d'heure, on laisse refroidir et l'on ferme exactement le flacon.

1^{cc} de ce soluté renferme 0,^{gr}25 de café.

<pre>
No 2. Pr. Caféine........................   4 gr.
        Salicylate de soude.............   3 —
        Eau distillée bouillie et refroidie..   Q. S. (environ 6 gr.)
              Pour obtenir 10cc de soluté.
</pre>

On prépare et on stérilise ce soluté comme le précédent (n° 1).

1^{cc} de ce soluté renferme 0,^{gr}40 de caféine.

L'antipyrine possède aussi la propriété d'augmenter la solubilité de la caféine dans l'eau.

COCAÏNE

$$C^{17}H^{21}AzO^4$$

La cocaïne est un alcaloïde qui a été découvert par Niedermann, dans les feuilles de l'*Erythroxylon Coca* (Linacées-Erythroxylées). On a aussi retiré de ces feuilles d'autres alcaloïdes, parmi lesquels nous citerons : *l'isatropyl-cocaïne*, appelée autrefois cocamine, par Hesse, qui la découvrit en 1887 ; la *benzoyl-ecgonine* ; la *cinnamylecgonine* ; la *benzoylpseudotropéine*.

La cocaïne, l'isatropylcocaïne, la benzoylecgonine ont ce caractère commun de donner, par hydratation, sous l'influence de l'acide chlorhydrique, un alcaloïde commun, l'*ecgonine*, et des produits variés qui ont permis d'établir leur composition.

Dédoublement de la cocaïne et des alcaloïdes analogues. Ecgonine. — La cocaïne chauffée avec de l'acide chlorhydrique concentré, se dédouble en acide benzoïque, alcool méthylique et ecgonine.

$$\underset{\text{Cocaïne.}}{C^{17}H^{21}AzO^4} + 2\,H^2O = \underset{\text{Ecgonine.}}{C^9H^{15}AzO^3} + \underset{\substack{\text{Acide} \\ \text{benzoïque.}}}{C^7H^6O^2} + \underset{\substack{\text{Alcool} \\ \text{méthylique.}}}{CH^3.OH}$$

Si l'on fait simplement bouillir la cocaïne avec de l'eau, on obtient de la benzoylecgonine et de l'alcool méthylique :

$$\underset{\text{Cocaïne.}}{C^{17}H^{21}AzO^4} + H^2O = \underset{\text{Benzoylecgonine.}}{C^{16}H^{19}AzO^4} + CH^3.OH$$

A son tour, la benzoylecgonine est dédoublée, par les hydratants, en acide benzoïque et ecgonine.

L'ecgonine possède la propriété de réagir sur les anhydrides d'acides en donnant de véritables éthers ; elle contient donc un oxhydryle alcoolique. De plus, elle se combine aux bases pour former des sels, et ses éthers fournissent, avec les alcools, une autre série d'éthers ; il en résulte qu'elle doit contenir aussi un carboxyle. Ces considérations amènent à donner pour formule à l'ecgonine : $C^8H^{13}Az(OH)CO^2H$ (1).

Le dédoublement de la cocaïne montre que cette base est l'éther méthylique de la benzoylecgonine :

$$C^8H^{13}Az(O.C^6H^5CO).CO^2.CH^3$$

De même, l'isatropylcocaïne est l'éther méthylique de l'isatropylecgonine. Quant à la benzoylecgonine, soumise à l'influence des hydratants, elle ne donne que de l'acide benzoïque et de l'ecgonine ; il est probable qu'elle provient d'un dédoublement partiel de la cocaïne.

Préparation. — 1° *Extraction de la cocaïne des feuilles de Coca.* — On épuise les feuilles par de l'eau à 60 ou 80° ; on précipite la solution par le sous-acétate de plomb ; on débarrasse la liqueur filtrée de l'excès de plomb qu'elle contient au moyen d'une solution saturée de sulfate de sodium. On filtre et on ajoute un léger excès de carbonate de sodium ; on agite avec de l'éther qui enlève la cocaïne mise en liberté. On décante la solution éthérée que l'on distille ; le résidu est dissous dans l'acide chlorhydrique étendu. On fait cristalliser le chlorhydrate de cocaïne que l'on purifie par des cristallisations fractionnées. Pour avoir la cocaïne, on précipite la solution du chlorhydrate

(1) *Dictionnaire de Wurtz*, 2e supplément, page 1239.

par le carbonate de sodium et on achève sa purification par des cristallisations répétées dans l'alcool (1). ·

La séparation de la cocaïne d'avec les alcaloïdes qui l'accompagnent est une opération très délicate; ces alcaloïdes, en effet, la dissolvent presque en toute proportion et l'empêchent de cristalliser. Sa purification a été perfectionnée par Squibb (2). Mais aujourd'hui pour obtenir la cocaïne pure, on préfère avoir recours au procédé de préparation que nous allons décrire.

2° *Fabrication avec synthèse partielle de la cocaïne.* — Merck avait donné une méthode pour obtenir la cocaïne par synthèse partielle. Cette méthode reposait sur l'action de la chaleur sur un mélange d'anhydride benzoïque, d'iodure de méthyle et d'ecgonine. Cette méthode si intéressante était restée sans application ; Liebermann et Giesel ont rendu cette synthèse partielle plus pratique (3). Ces chimistes ont montré que presque tous les alcaloïdes qui accompagnent la cocaïne se comportent comme elle quand ils sont soumis à l'action des acides minéraux ; ces alcaloïdes donnent, sous cette influence, un acide aromatique, de l'alcool méthylique et de l'ecgonine. Nous avons insisté plus haut sur ces dédoublements. Liebermann et Giesel en ont conclu qu'au lieu d'extraire la cocaïne des feuilles de coca, il est préférable d'en retirer l'ecgonine et de transformer cette

(1) Le rendement en cocaïne des feuilles de coca est très variable ; avec le temps, elles s'appauvrissent, surtout si elles ont été emballées humides. En même temps que la proportion de la cocaïne diminue, celle des· alcaloïdes incristallisables augmente. Selon Lyons, les feuilles récemment importées fournissent de 6,5 à 8^{gr} pour 1000 d'alcaloïde dont la moitié au plus peut cristalliser.

(2) *Pharmaceutical Journal*, 3, pages 67 et 465.

(3) C. Liebermann et Giesel. *Berichte der deutschen chemischen G.* XXI, page 3196.

ecgonine en cocaïne. On utilise ainsi toute l'ecgonine contenue dans la plante et l'on obtient plus de cocaïne que la feuille n'en renferme.

Nous indiquerons seulement les principes sur lesquels repose le procédé Liebermann et Giesel.

On fait bouillir pendant une heure, avec de l'acide chlorhydrique, les bases amorphes provenant de l'extraction de la cocaïne. On laisse refroidir, on sépare par filtration les acides organiques mis en liberté ; on évapore le liquide filtré à siccité, au bain-marie. On obtient ainsi le chlorhydrate d'ecgonine qu'il suffit de faire cristalliser deux ou trois fois pour l'obtenir parfaitement pur.

Le chlorhydrate d'ecgonine est décomposé par le carbonate de potassium ; l'ecgonine mise en liberté est dissoute dans l'alcool chaud qui, par le refroidissement, l'abandonne cristallisée.

On transforme ensuite l'ecgonine en benzoylecgonine par l'action de l'anhydride benzoïque. Pour cela, on fait une solution aqueuse saturée d'ecgonine à laquelle on ajoute un peu plus d'une molécule d'anhydride. On fait digérer le mélange au bain-marie pendant une heure ; par le refroidissement, le tout cristallise. On traite la masse par l'éther qui dissout l'excès d'anhydride benzoïque et l'acide benzoïque formé, l'ecgonine et la benzoylecgonine restent indissoutes. Le mélange des deux bases est essoré puis lavé avec un peu d'eau froide qui laisse la benzoylecgonine, mais enlève l'ecgonine beaucoup plus soluble.

La benzoylecgonine est transformée en cocaïne en la chauffant avec de l'iodure de méthyle et de la potasse solide dissoute dans l'alcool méthylique.

Einhorn prépare aussi la cocaïne par synthèse partielle ; il commence par méthyler l'ecgonine. Le chlorhydrate de cette base est dissous dans l'alcool méthylique absolu et dans la solution chauffée à 60°, il fait passer un courant d'acide chlorhydrique sec jusqu'à refus. Le liquide refroidi est ensuite versé dans l'éther qui précipite à l'état cristallisé, le chlorhydrate d'ecgonine méthylique, tandis que le chlorhydrate d'ecgonine non transformé reste en solution.

On filtre pour séparer les cristaux qu'on lave à l'éther puis qu'on chauffe, au bain-marie, avec leur poids de chlorure de benzoyle, tant qu'il se dégage de l'acide chlorhydrique. La masse fondue est versée dans l'eau qui précipite l'acide benzoïque que l'on sépare par filtration. La liqueur filtrée est saturée par la soude qui précipite la cocaïne que l'on filtre, lave et purifie par les procédés habituels.

Purification de la cocaïne. — La cocaïne de synthèse est généralement pure; il n'en est pas toujours de même de l'alcaloïde extrait directement des feuilles.

J. Williams (1) indique le procédé suivant de purification : on convertit la cocaïne en chlorhydrate que l'on dissout dans l'alcool absolu, puis on ajoute à la solution 5 fois son volume d'éther absolu; en quelques secondes, le chlorhydrate de cocaïne se dépose. Si le sel employé était impur, le liquide surnageant resterait laiteux.

Le chlorhydrate est recueilli et lavé à l'éther; il serait facile d'en retirer la cocaïne si l'on voulait avoir cette base en précipitant la solution du sel par la soude et faisant cristalliser l'alcaloïde dans l'alcool.

Propriétés. — La cocaïne cristallise en prismes rhomboïdaux obliques, incolores, inodores, d'une saveur amère.

Elle fond à 98°.

(1) *The Chemist and Druggist*, 1887, page 299.

Elle est presque insoluble dans l'eau froide (1 partie dans 1300), assez soluble dans l'eau chaude; elle se dissout dans l'alcool, l'éther, le chloroforme, le benzène, la ligroïne, la vaseline, l'essence de térébenthine et les corps gras.

En solution chloroformique, son pouvoir rotatoire est $(\alpha)_D = -16°$.

Sa réaction est alcaline; elle forme des sels cristallisables.

La cocaïne s'altère partiellement pendant l'évaporation de ses solutions aqueuses; elle se transforme en benzoylecgonine et alcool méthylique. La benzoylecgonine peut même se dédoubler en ecgonine et acide benzoïque.

Nous donnerons les caractères et les usages de la cocaïne à la suite de l'étude de son chlorhydrate.

CHLORHYDRATE DE COCAÏNE

$$C^{17}H^{21}AzO^4.HCl + 2 H^2O$$

Préparation. — On délaie la cocaïne dans l'eau distillée ou dans l'alcool faible et on lui ajoute la quantité d'acide chlorhydrique strictement nécessaire pour la transformer en chlorhydrate. On concentre, à une température inférieure à $+100°$, la solution pour la faire cristalliser. Il est important de n'employer que la quantité nécessaire d'acide chlorhydrique; si, en effet, la liqueur en renfermait un excès, la cocaïne serait plus ou moins saponifiée pendant la concentration. Il pourrait se former de la benzoylecgonine et de l'alcool méthylique et même de l'ecgonine et de l'acide benzoïque.

Pour éviter la formation de benzoylecgonine, il faut

aussi s'attacher à ne soumettre à l'évaporation que des solutions qui ne soient pas trop étendues.

Propriétés. — Le chlorhydrate de cocaïne cristallisé dans l'alcool faible constitue des prismes courts anhydres ; cristallisé dans l'eau, il est sous forme d'aiguilles agrégées incolores contenant deux molécules d'eau de cristallisation ; *c'est le sel officinal.*

Desséché, il fond à 181°,5.

Sa solution aqueuse est lévogyre ; $(\alpha)_{_\text{D}} = -52°,5$.

Le chlorhydrate de cocaïne est très soluble dans l'eau, un peu moins soluble dans l'alcool, le chloroforme et l'éther ; l'éther absolu ne le dissout pas.

Caractères de la cocaïne et du chlorhydrate de cocaïne. — *a)* On traite une petite quantité de cocaïne ou d'un de ses sels par quelques gouttes d'acide nitrique fumant ; on évapore à sec au bain-marie et on reprend la masse séchée par une ou deux gouttes d'une solution alcoolique concentrée de potasse. On mélange bien avec une baguette de verre ; il se dégage une odeur très nette rappelant celle de la menthe poivrée (Ferreira da Silva). Béhal a reconnu que le produit odorant qui se produit dans cette réaction est le benzoate d'éthyle. Cette réaction est extrêmement sensible, mais elle n'est pas absolument caractéristique de la cocaïne ; Sonnié Moret a reconnu qu'elle appartient aussi à l'aconitine et à l'acide hippurique.

b) Une solution à 1/0000 de chlorhydrate de cocaïne donne, avec le chlorure d'or et l'acide picrique, des précipités cristallins dont la forme, examinée au microscope, est caractéristique. Il est nécessaire que la solution du sel de cocaïne soit assez diluée pour que l'addition du réactif n'y produise qu'un léger louche. On opère dans des verres de montre ; on chauffe doucement pour redissoudre le précipité, puis on abandonne à l'air libre ; les cristaux se forment au bout de peu de temps. On les observe à travers le liquide, à un grossissement de 60 à 100 diamètres. On peut reconnaître ainsi des fractions de milligramme de cocaïne.

Le chloro-aurate a l'aspect de feuilles de fougère (A. B. Lyons) (1).

c) On met un peu de solution aqueuse de cocaïne dans un verre de montre et on ajoute une goutte de perchlorure de fer officinal ; il se produit une coloration jaune qui, lorsqu'on porte à l'ébullition, devient rouge, par suite de la formation d'acide benzoïque. Cette coloration rouge rappelle celle du sulfocyanate de fer. Cette réaction appartient aussi à la benzoylecgonine (O. Lerch et C. Scharges).

Essai. — La cocaïne et son chlorhydrate peuvent contenir de l'ecgonine ou d'autres produits de décomposition. La cocaïne pure ou son sel, traité à froid par l'acide sulfurique concentré, ne doit pas se colorer.

Une solution de $0^{gr},10$ de chlorhydrate de cocaïne dans 100^{gr} d'eau ne doit pas donner de précipité par addition d'un excès d'ammoniaque. Remarquons, au sujet de cet essai, que si la cocaïne ne se précipite pas ce n'est pas parce que l'ammoniaque redissout l'alcaloïde mis en liberté, mais bien parce que l'eau de l'ammoniaque étend suffisamment la liqueur pour tenir l'alcaloïde en dissolution (Liebermann et Giésel).

On prend 5^{cc} d'une solution à 1/50 de chlorhydrate de cocaïne, on lui ajoute 3 gouttes d'acide sulfurique dilué

---

(1) Consulter : 1° *Sur les feuilles de Coca, la Cocaïne et ses sels*, par A.-B. Lyons. *American Journal of Pharmacy*, octobre 1885, page 465 ; 2° *De la Recherche de la Cocaïne* : Thèse inaugurale de Sonnié-Moret, pharmacien en chef de l'Hôpital des Enfants malades. Paris, 1892.

(d = 1,10) et 1 goutte de solution de permanganate de potasse à 1/100. La liqueur doit rester violette pendant 1/2 heure au moins. Il est, bien entendu, important d'opérer cet essai dans un vase parfaitement propre, nettoyé préalablement avec de l'acide sulfurique concentré et pur.

Usages. — La cocaïne est un anesthésique local puissant ; mise au contact des membranes muqueuses, de la peau dépouillée de son épiderme ou administré en injections sous-cutanées, elle produit une anesthésie locale et momentanée, qui se manifeste au bout de quelques minutes. La cocaïne exalte le système nerveux grand sympathique, contracte les vaisseaux et les organes à muscles lisses, paralyse les extrémités des nerfs sensoriels, tout en respectant la continuité des nerfs.

Koller, de Vienne, a reconnu son action mydriatique.

Freud la regarde comme aphrodisiaque.

Elle ralentit la sécrétion rénale et peut même produire l'anurie.

A doses élevées, la cocaïne produit des accidents convulsifs, l'exagération des réflexes, des vertiges, l'élévation de la température du corps, etc.

On sait que les Indiens de l'Amérique du Sud mâchent les feuilles de coca en vue d'une grande dépense de force physique, pour supporter facilement la privation d'aliments. Aussi avait-on attribué à ces feuilles et, par suite, à la cocaïne, la propriété de ralentir la désassimilation. Mais cette interprétation était erronée ; la cocaïne de la feuille de coca anesthésie l'estomac, et, par suite, abolit la sensation de la faim. Elle ne modère pas la nutrition qu'elle semble plutôt activer.

Freud est d'avis que la cocaïne est l'antagoniste de la morphine ; aussi, l'emploie-t-on quelquefois dans le traitement de la morphinomanie bien que l'on ne fasse guère le plus souvent, que substituer une habitude dangereuse à une autre.

On a encore préconisé la cocaïne comme hémostatique, contre le mal de mer ; Luton (de Reims) l'a vantée contre la diphtérie.

La cocaïne est surtout employée en pommade (vaseline cocaïnée à 1/20ᵉ).

Le chlorhydrate de cocaïne s'emploie aussi en pommade à 1/15 ; sa grande solubilité dans l'eau permet de l'employer en solutions aqueuses pour l'usage externe :

Solutions de 2 à 5 % pour instillations dans l'œil ou badigeonnages des muqueuses. — Solutions de 2 à 10 % pour badigeonnage de la peau.

On l'administre fréquemment en injections hypodermiques ; le Supplément du *Codex* donne la formule suivante :

SOLUTÉ DE CHLORHYDRATE DE COCAÏNE POUR INJECTIONS HYPODERMIQUES

Pr. Chlorhydrate de cocaïne cristallisée   1 gr.
     Eau distillée bouillie et refroidie...   Q. S. (environ 49 gr.).
Pour obtenir 50ᶜᶜ de soluté.

On fait dissoudre à froid dans un mortier de verre, on filtre et on reçoit le liquide dans un flacon bouchant à l'émeri. On stérilise ce soluté de la même façon que les solutions de caféine pour injections hypodermiques (*Voir page 200*).

Un centimètre cube de ce soluté renferme $0^{gr}02$ de chlorhydrate de cocaïne.

Il doit être fait au moment du besoin.

On prépare aussi des solutions pour injections hypodermiques, au même titre que la précédente, mais contenant 3 % d'acide borique, afin d'assurer leur conservation.

L'administration de la cocaïne en injections hypodermiques doit être faite avec de grandes précautions ; les doses de la cocaïne que l'on peut ainsi administrer varient d'un malade à l'autre : les anémiques, les neurasthéniques, les cardiaques, les malades atteints d'affections chroniques des voies respiratoires, les enfants et les vieillards sont particulièrement sensibles à l'action de cet alcaloïde. Les injections à la face et à la tête, en particulier celles que l'on fait sous les gencives, sont les plus dangereuses.

La quantité de chlorhydrate injecté ne doit jamais dépasser 0,08 à $0^{gr}10$; elle doit être fractionnée.

A l'intérieur, le chlorhydrate de cocaïne s'administre en solutions, tablettes, pilules. Dose : 0,01 à $0^{gr}15$.

On préfère souvent, pour l'usage interne, la cocaïne à son chlorhydrate parce que, en raison de son insolubilité dans l'eau, son absoption est plus lente. On prépare des tablettes renfermant chacune $0^{gr}01$ de cocaïne, que l'on conseille dans les affections de la gorge, les toux opiniâtres, la coqueluche.

On ne connaît pas de véritable contre-poison de la cocaïne : on a proposé les inhalations de nitrate d'amyle, le chloral, l'atropine, les injections de morphine, d'éther, l'emploi de boissons alcooliques.

On prescrit quelquefois une solution de chlorhydrate de cocaïne additionnée de borax ; or, une pareille solution laisse déposer de la cocaïne mise en liberté par la soude du borax.

En filtrant la solution, on l'appauvrit en cocaïne ; il est préférable d'ajouter au liquide trouble un peu d'acide borique qui redissout la cocaïne précipitée.

ERGOTININE CRISTALLISEE

$$C^{35}H^{40}Az^4O^6$$

L'ergotinine est un alcaloïde cristallisé, découvert par Tanret, dans le seigle ergoté.

En 1865, Wenzell retira de l'ergot de seigle deux alcaloïdes qu'il nomma *ergotine* et *ecboline*.

Manassevitz, Dragendorff et Padwissotzki furent amenés à considérer l'ecboline comme identique à l'ergotine. Quant à cette dernière, d'après Manassevitz, c'est une poudre ayant l'aspect d'un vernis noir brunâtre. Cette poudre amorphe et colorée ne pouvait être un produit pur et défini.

En 1875, Tanret, le premier, retira du seigle ergoté un alcaloïde *cristallisé* qu'il nomma *ergotinine* pour le distinguer de l'ergotine de Wenzell et de l'extrait hydroalcoolique de seigle ergoté nommé aussi ergotine.

Un peu plus tard, Dragendorff et Padwissotzki retirèrent de l'ergot une magnifique matière colorante rouge, la *sclérérythrine*, dont les solutions alcalines ont la couleur de la murexide.

Ces chimistes considérèrent l'ergotinine comme un mélange de cette sclérérythrine et d'autres substances non dénommées. Cette idée est inadmissible puisque l'ergotinine de Tanret est blanche et que, traitée par les alcalis, elle ne donne lieu à aucune réaction colorée.

En 1877, Dragendorff et Padwissotzki retirèrent de leur sclérérythrine un alcaloïde qu'ils nommèrent *picrosclérotine*, mais en trop faible quantité pour en faire l'étude complète.

En 1879, Blumberg montre que cet alcaloïde et l'ergotinine produisent les mêmes symptômes toxiques et donnent les mêmes réactions avec l'acide sulfurique et le réactif de Frohde. Il semble donc bien que la picros-clérotine n'est pas autre chose que l'ergotinine.

Keller, en 1894, arrive, à la suite de recherches, à la même conclusion.

En 1884, Kobert annonça avoir découvert dans l'ergot trois nouveaux corps : les acides ergotinique et sphacé-lique et un alcaloïde qu'il nomma *cornutine*. Il prétendit que l'ergotinine était un corps inerte et que, si les médecins lui avaient trouvé une action hémostatique et oxytocique puissante, c'est qu'elle était souillée de cornutine. Cette assertion était des plus bizarres puisque Kobert reconnaissait l'impureté de son alcaloïde dont il ne donnait ni la composition, ni les propriétés physiques et chimiques, et dont, en un mot, il ne signalait aucun des caractères qui, au point de vue chimique, pouvaient le faire distinguer de l'ergotinine.

Tanret, en 1885 (1), prouva que la cornutine n'est que de l'ergotinine plus ou moins altérée. Si, en effet, en se plaçant dans les conditions de la préparation de la cornutine indiquée par Kobert, on évapore à l'air une solution d'ergotinine, on voit celle-ci se colorer de plus en plus, et finalement on n'a plus que de la cornutine. Le produit donne encore la réaction de l'ergotinine avec l'acide sulfurique et l'éther (Voir aux propriétés de l'er-gotinine), mais la coloration obtenue est d'un bleu violet d'autant moins pur que l'altération de l'ergotinine est plus profonde.

L'exposé que nous venons de faire d'après Tanret (2)

---

(1) Tanret. *Journal de Pharmacie et de Chimie*, 5ᶜ série, t. XI, page 309.

(2) Tanret. *Journal de Pharmacie et de Chimie*, 5ᵉ série, t. XXX, page 229.

montre bien que le seul alcaloïde cristallisé qui ait été retiré du seigle ergoté, est l'ergotinine cristallisée Tanret. Mais, il reste encore à savoir si ce corps est l'unique principe actif de l'ergot de seigle.

Préparation. — *Procédé Tanret* (1). (*Codex Medicamentarius.* — Supplément) :

Pr. Ergot de seigle récent, finement pulvérisé.	1 kil.
Alcool à 95 centièmes....................	3 —
Ether à 65°............................	3 litres.
Soude caustique......................	Q. S.
Acide citrique	30 gr.

On épuise le seigle ergoté par l'alcool à 95ᶜ dans un appareil à déplacement ; on ajoute à la colature de la soude caustique jusqu'à réaction franchement alcaline et l'on distille au bain-marie la totalité de l'alcool. Le résidu de la distillation étant bien débarrassé d'alcool, on l'agite vivement pendant quelque temps, avec deux litres d'éther et on laisse reposer. Si la séparation de l'éther ne se fait pas nettement, on ajoute goutte à goutte, et en agitant, le soluté d'acide citrique dont il sera parlé plus loin, jusqu'à ce que la séparation s'effectue, donnant une liqueur éthérée à peu près neutre, le soluté aqueux restant alcalin.

On décante ensuite cet éther, on l'agite soigneusement avec un dixième de son volume d'eau ; on laisse reposer et on décante la liqueur éthérée. Celle-ci est alors légèrement colorée en jaune ; on l'agite avec 10 grammes d'acide citrique dissous dans 50 grammes d'eau et l'on répète deux fois le même traitement sur l'éther avec deux nouvelles doses de soluté d'acide citrique. Les trois

____

(1) Tanret. *Comptes rendus de l'Académie des sciences*, t. LXXXVI, page 888.

liqueurs citriques ont enlevé à l'éther, à l'état de citrate, la presque totalité de l'alcaloïde ; on les réunit et on leur ajoute un litre d'éther, puis, peu à peu, du bicarbonate de soude jusqu'à réaction légèrement alcaline ; on agite à plusieurs reprises; l'alcaloïde mis en liberté se dissout dans l'éther que l'on décante. On décolore la liqueur éthérée par un peu de noir animal bien lavé ; on la filtre et on distille l'éther à siccité. On traite le résidu par deux fois son poids d'alcool à 90 centièmes. Le tout se prendra en masse au bout de quelque temps.

On essore ensuite à la trompe le produit cristallisé et on le lave, de la même manière, avec la plus petite quantité possible d'alcool à 90 centièmes. On reprend les cristaux par suffisante quantité d'alcool à 95 centièmes bouillant ; celui-ci abandonne, par le refroidissement, des cristaux d'ergotinine. On les égoutte, on les sèche dans l'obscurité et on les conserve à l'abri de la lumière.

En évaporant les liquides alcooliques qui ont laissé déposer l'ergotinine et qui ont servi à son lavage, on obtient de l'ergotinine amorphe.

Le rendement en ergotinine est très variable ; 1 kil. d'ergot frais, de bonne qualité, peut donner $0^{gr}30$ de cristaux et $0^{gr}70$ de base amorphe. L'ergot ancien donne moins de produit.

Propriétés. — L'ergotinine cristallise en fines aiguilles miscroscopiques, inodores, incolores, fusibles vers 205°, en brunissant. Elle est insoluble dans l'eau, soluble dans 200 p. d'alcool à 95^c froid et dans 60 p. du même liquide bouillant, moins soluble dans l'éther froid que dans l'alcool froid ; très abondamment soluble dans le chloroforme.

L'ergotinine cristallisée est fortement dextrogyre ; en solution à 1/200 dans l'alcool à 95^c, $\alpha_D = + 335°$; en liqueur aqueuse à 3/100, le pouvoir rotatoire de l'ergotinine dissoute à la faveur de deux fois son poids d'acide lactique n'est plus que $\alpha_D = + 70°$.

L'ergotinine cristallisée se transforme aisément en ergotinine amorphe sous l'influence de la lumière ; en même temps elle se colore. En solution alcoolique, cette action est rapide ; le liquide, d'abord incolore, devient successivement jaune, vert, brun, et, finalement, ne contient plus qu'une résine.

L'ergotinine cristallisée est sans action sur le tournesol ; c'est une base faible qui se combine aux acides en formant des sels à réaction acide et facilement décomposables par l'eau. Pour préparer les sels à acide minéral, Tanret dissout l'alcaloïde au moyen de l'acide acétique, et, dans la solution, il verse soit de l'acide bromhydrique ou chlorhydrique étendu, soit une solution concentrée de sulfate, d'azotate ou de chlorhydrate alcalin ; aussitôt, le sel d'ergotinine peu soluble se précipite.

Le chlorhydrate d'ergotinine a pour formule :

$$C^{35}H^{40}Az^4O^6HCl.$$

Certains acides organiques (acétique, lactique et formique) dissolvent bien l'ergotinine, surtout à l'état concentré. Aussi lorsqu'on veut préparer un soluté aqueux d'ergotinine, doit-on traiter à froid les cristaux finement pulvérisés, par l'acide additionné seulement de son volume d'eau ; on dilue ensuite le soluté pour l'obtenir au titre désiré.

Si l'on délaie des cristaux d'ergotinine dans quelques gouttes d'éther ordinaire et qu'on ajoute un peu d'acide sulfurique légèrement nitreux (celui du commerce), préalablement additionné de 1/5 d'eau et refroidi, il se développe une coloration rouge, passant rapidement au violet et au bleu ; une affusion d'eau ne fait pas disparaître la coloration produite.

Usages. — L'ergotinine doit être conservée dans des flacons bouchés, à l'abri de la lumière.

On l'emploie dans tous les cas où l'on fait usage du seigle ergoté, dont elle constitue, sinon le seul, du moins l'un des principes les plus actifs. C'est un puissant excitant des fibres lisses, ayant une action marquée sur l'utérus et possédant aussi une action vasculaire puissante.

On l'emploie en obstétrique, dans les hémoptysies, l'épistaxis, les hémorrhagies utérines ou rectales. On l'emploie encore dans l'incontinence d'urine et la spermatorrhée non spasmodique, le prolapsus rectal, etc.

Elle a une grande activité ; la dose toxique serait de 6 à 7 milligrammes pour 1 kil. du poids d'un animal.

On l'administre à la dose de 1/4 de milligr. à 1 milligr. sous forme de sirop ou en injections hypodermiques.

PILULES

Pr. Ergotinine .... 10 milligr.
    Poudre de guimauve................ Q. S.
    Extrait de chiendent.............. Q. S.

Pour 40 pilules contenant chacune $\frac{1}{4}$ de milligr.

Dose : 4 à 9 par jour.

POTION

Pr. Ergotinine..... .... 2 milligr.
    Sirop de sucre.................... 30 gr.
    Eau de Menthe .... 100 —

Par cuillerées à soupe ; chaque cuillerée contient $\frac{1}{4}$ de milligr.

Dose : 4 à 6 cuillerées par jour.

SIROP (Tanret)

Pr. Ergotinine....................... 5 centigr.
      Acide lactique.................... 10 —
      Eau distillée..................... 5 gr.
      Sirop de fleurs d'oranger.......... 995 —

F. S. A.

20 gr. de ce sirop contiennent 1 milligr. d'ergotinine, soit $\frac{1}{4}$ de milligr. par cuillerée à café.

Dose : 1 à 6 cuillerées à café par jour.

SOLUTION HYPODERMIQUE D'ERGOTININE (Tanret)

Pr. Ergotinine....................... 1 centigr.
      Acide lactique.................... 2 —
      Eau distillée de laurier-cerise.... 10 gr.

Dose : 3 à 10 gouttes à la fois, qu'on pourra renouveler s'il est besoin dans les hémoptysies (etc.)

SUPPOSITOIRES

Pr. Ergotinine....................... 1 centigr.
      Beurre de cacao................... 30 gr.
      Vaseline.......................... 6 —

Pour 20 suppositoires. — Contre métrorrhagies, hémorrhoïdes.

SALICYLATE D'ÉSÉRINE

SALICYLATE DE PHYSOSTIGMINE

$$C^{15}H^{21}Az^3O^2,C^7H^6O^3$$

Le salicylate d'ésérine est de tous les sels d'ésérine le mieux cristallisé et celui qui s'altère le moins; il n'est pas déliquescent. C'est pour ces raisons qu'il est préféré, par les praticiens, au sulfate qui est hygroscopique et dont les solutions s'altèrent si rapidement.

En 1894, A. Petit a étudié le benzoate et le métacrésotinate d'ésérine, sels qui cristallisent bien et dont la stabilité égalerait celle du salicylate.

Préparation. — Le Supplément du *Codex* donne le procédé suivant :

Pr. Ésérine......................	10 gr.
Acide salicylique.............	$5^{gr}25$

On dissout séparément l'ésérine et l'acide salicylique dans la moindre quantité possible d'éther pur, exempt d'eau et d'alcool, puis on mélange les deux solutions.

Le salicylate d'ésérine peu soluble dans l'éther se précipite; on le recueille sur un filtre, on le lave à l'éther pour enlever le léger excès d'acide salicylique employé ($5^{gr}25$ au lieu de 5^{gr} seulement qu'indique la théorie). On continue les lavages jusqu'à ce que l'éther qui s'écoule soit neutre et incolore. Ce lavage doit être fait avec soin, car le salicylate étant destiné à préparer des collyres, ne doit pas présenter de réaction acide.

On sèche à la température ambiante, à l'abri de la lumière et dans un air sec.

On obtient ainsi le salicylate sous forme d'une poudre cristallisée, mais on peut l'avoir en beaux cristaux prismatiques en le faisant recristalliser. A cet effet, on le dissout à chaud dans le moins possible d'alcool à 95°. Le sel cristallise par le refroidissement et par évaporation spontanée. Pour diminuer la solubilité du salicylate dans l'alcool et provoquer la cristallisation, on ajoute un peu d'éther à la solution alcoolique.

Propriétés. — Le salicylate d'ésérine est en cristaux, prismatiques incolores ou faiblement jaunâtres fusibles à 181-182°, solubles dans 150 p. d'eau froide et dans 22 p. d'alcool à 95°, à la température de + 15°.

A l'état solide, il se conserve bien ; $(\alpha)_{_D} = - 82°$.

Essai. — La solution aqueuse doit être neutre au tournesol ; elle se colore en rose et même en rouge à la longue, mais moins rapidement qu'une solution de sulfate. C'est en raison de cette altération que les solutions ne doivent être préparées qu'au moment du besoin. Quand une dissolution d'ésérine a éprouvé cette altération, on doit la rejeter, car elle a perdu la propriété de contracter la pupille.

Cette même solution aqueuse se colore en violet intense par l'addition de chlorure ferrique étendu (réaction due à l'acide salicylique).

Si on arrose avec de l'ammoniaque une parcelle de salicylate d'ésérine contenue dans une capsule, et si on évapore à siccité au bain-marie et au contact de l'air, on obtient un résidu bleu soluble dans l'eau et l'alcool.

En ajoutant à la solution aqueuse quelques gouttes d'acide acétique, le liquide devient violet et dichroïque : violet par transparence et rouge par réflexion. Cette coloration est remarquable par sa grande stabilité.

Pour observer ce phénomène, il est bon d'introduire le liquide dans un tube à essai.

Le salicylate d'ésérine ne doit laisser aucun résidu à la calcination.

Usages. — Le salicylate d'ésérine est un poison violent. On l'administre à l'intérieur pour combattre le tétanos, à la dose maxima de 1 milligramme, en une seule fois, dose pouvant être répétée 3 fois dans les 24 heures.

Mais il est surtout employé comme myotique; il contracte la pupille avec une énergie bien supérieure à celle de la pilocarpine. Le collyre au salicylate d'ésérine se prépare généralement à $\frac{1}{200}$.

GÉNÉRALITÉS SUR LES TROPÉINES

L'atropine est un alcaloïde que l'on retire de la belladone ; mais le produit commercial est un mélange de deux alcaloïdes : l'atropine et l'hyosciamine (1). Ces deux bases diffèrent par leurs propriétés physiques : leur solubilité dans l'eau n'est pas la même ; leurs points de fusion sont différents, etc. Mais leurs propriétés physiologiques sont identiques, leurs réactions sont les mêmes.

L'atropine et l'hyosciamine ont pour formule $C^{17}H^{23}AzO^{3}$; on donne à la première le nom d'atropine α et à la seconde celui d'atropine β. Comme toutes les deux ont les mêmes propriétés chimiques, subissent les mêmes dédoublements, nous les confondrons, dans ce qui va suivre, sous le nom d'atropine.

L'atropine chauffée à 130° en vase-clos avec de l'acide chlorhydrique fumant se dédouble en acide tropique et en une base nommée la tropine :

$$C^{17}H^{23}AzO^{3} + H^{2}O = C^{9}H^{10}O^{3} + C^{8}H^{15}AzO$$

Atropine.   Acide tropique.   Tropine.

Le même dédoublement s'effectue quand on chauffe l'atropine, pendant huit jours, avec de l'hydrate de baryte, à la température de 60°.

(1) L'hyosciamine est identique à la daturine retirée du *Datura stramonium* et à la duboisine, alcaloïde extrait du *Duboïsia myoporoïdes*. (Solanées).

Si l'action de la baryte ou celle de l'acide chlorhydrique est trop prolongée, l'acide tropique perd de l'eau et se transforme en deux corps isomères entre eux : l'acide atropique et l'acide isatropique.

L'acide atropique est un isomère de l'acide cinnamique ou phénylacrylique :

$$\underset{\text{Acide cinnamique.}}{\begin{matrix} C^6H^5.CH \\ \| \\ CH \\ | \\ CO^2H \end{matrix}} \qquad \underset{\text{Acide atropique.}}{\begin{matrix} CH^2 \\ \| \\ C^6H^5\text{-}C \\ | \\ CO^2H \end{matrix}}$$

Bouilli avec la potasse, l'acide atropique s'hydrate et donne de l'acide tropique :

$$\underset{\text{Acide atropique.}}{\begin{matrix} CH^2 \\ \| \\ C^6H^5\text{-}C \\ | \\ CO^2H \end{matrix}} + H^2O = \underset{\text{Acide tropique.}}{C^6H^5\text{-}CH{<}^{CH^2OH}_{CO^2H}}$$

L'acide tropique est un des cinq isomères des acides phényl-lactiques prévus par la théorie. C'est l'acide phénylhydracrylique.

L'acide tropique est cristallisé, soluble dans l'eau et l'alcool. Il est inactif sur la lumière polarisée, mais en raison de l'atome de carbone asymétrique que possède sa molécule, il est dédoublable en acide dextrogyre et acide lévogyre.

La tropine est cristallisée en lamelles fusibles à 61°,5 ; elle bout à 229°. Elle ne dilate pas la pupille.

Ladenburg a fait la synthèse partielle de l'atropine en chauffant longtemps à 100°, en tubes scellés, le tropate de tropine avec de l'acide chlorhydrique étendu : cette réaction, inverse de la décomposition de l'atropine, se fait avec élimination d'eau :

$$C^8H^{15}AzO, C^9H^{10}O^3 = C^{17}H^{23}AzO^3 + H^2O$$

Suivant que l'on emploie l'acide tropique droit ou gauche, l'atropine obtenue est elle-même droite ou gauche (1).

On considère la tropine comme renfermant un oxhydrile alcoolique ; l'atropine en dérive par substitution du radical de l'acide tropique à l'hydrogène alcoolique :

$$C^8H^{14}Az(OH) + C^6H^5\text{-}CH{<}{\overset{\textstyle CH^2OH}{\textstyle CO^2H}} = C^6H^5\text{-}CH{<}{\overset{\textstyle CH^2OH}{\textstyle CO.OC^8H^{14}Az}} + H^2O$$

Tropine.　　　　Acide tropique.　　　　Atropine.

L'atropine est donc un éther, en même temps qu'un alcaloïde.

Ladenburg a obtenu des alcaloïdes comparables à l'atropine en combinant la tropine avec d'autres acides organiques que l'acide tropique. Il nomme *tropéines* les composés ainsi formés. Parmi les acides que l'on a ainsi combinés à la tropine, nous citerons les acides benzoïque, salicylique, phénylglycolique, etc. ; toutes ces combinaisons se font avec élimination d'eau ; ce sont à la fois des alcaloïdes et des éthers.

Ladenburg (2) obtient les tropéines en chauffant, au bain-marie, les sels de tropine à acides organiques avec de l'acide chlorhydrique étendu, ou bien en chauffant le chlorhydrate de tropine avec l'acide organique que l'on veut faire réagir sur la tropine.

A. Petit et Polonovsky (3) préparent les tropéines en

---

(1) D'après Ladenburg, on obtiendrait de l'hyosciamine droite et de l'hyosciamine gauche, dont le mélange à parties égales constituerait l'atropine racémique (inactive par compensation).

(2) *Sur les Tropéines*, par A. Ladenburg. *Comptes rendus de l'Académie des sciences*, t. **90**, page 921.

Sur l'Homatropine, par A. Ladenburg. *Berichte der deutschen chemischen Gesellschaft*, t. XIII, page 1340.

(3) *Sur quelques nouvelles Tropéines*, par A. Petit et Polonovsky, *Journal de Pharmacie et de Chimie*, 5ᵉ série, 1893, t. XXVIII, page 529.

chauffant, avec la tropine, les éthers des acides organiques.

Certaines tropéines n'ont pas d'action mydriatique, telle est la salicyl-tropéine, d'autres, comme l'oxybenzoyltropéine, possèdent une action analogue à celle de l'atropine et n'ont pas d'avantage sur elle. Au contraire, la phénylglycol-tropéine ou *homatropine*, présente, au point de vue thérapeutique, un intérêt particulier.

HOMATROPINE

OXYTOLUYL-TROPÉINE ; PHÉNYLGLYCOL-TROPÉINE

$$C^{16}H^{21}AzO^{3}$$

Cette base, homologue inférieure de l'atropine, résulte de l'union de l'acide phénylglycolique à la tropine avec élimination d'eau.

L'acide phénylglycolique $C^{6}H^{5}-CHOH-CO^{2}H$ est un acide alcool isomère des acides oxytoluiques dont il existe deux groupes :

1° Les acides en $C^{6}H^{3}(OH)\big\langle{}^{CH^{3}}_{CO^{2}H}$. (Acides phénols).

2° Les acides en $C^{6}H^{4}\big\langle{}^{CH^{2}(OH)}_{CO^{2}H}$ (Acides alcools).

Mais, tandis que les acides de ces deux groupes dérivent des xylènes $C^{6}H^{4}\big\langle{}^{CH^{3}}_{CH^{3}}$, l'acide phénylglycolique dérive de l'éthylbenzène.

Ethylbenzène C^6H^5-C^2H^5 = C^6H^5-CH^2-CH^3.

Acide α-toluique C^6H^5-CH^2-CO^2H.

Acide phénylglycolique C^6H^5-$CH(OH)$-CO^2H.

L'acide phénylglycolique s'obtient en faisant réagir l'acide cyanhydrique sur l'aldéhyde benzoïque.

$$\underset{\substack{\text{Aldéhyde}\\\text{benzoïque.}}}{\overset{C^6H^5}{\underset{|}{CH=O}}} + HCAz = \overset{C^6H^5}{\underset{|}{CH}}{<}{\overset{OH}{\underset{CAz}{}}}$$

Le composé formé est la monocyanhydrine du glycol phényléthylidénique.

En traitant cette cyanhydrine par l'eau acidulée ou alcalinisée, on obtient l'acide phénylglycolique :

$$\overset{C^6H^5}{\underset{|}{CH}}{<}{\overset{OH}{\underset{CAz}{}}} + 2H^2O = \overset{C^6H^5}{\underset{|}{CH.OH}} + AzH^3$$
$$\underset{CO^2H}{|}$$

Si l'on compare la formule de cet acide à celle de l'acide tropique, on voit que sa constitution est analogue et qu'il en diffère par CH^2 en moins.

Préparation. — Pour préparer l'homatropine, on chauffe à 100°, pendant un ou deux jours, un mélange de tropine et d'acide phénylglycolique, dans le rapport de leurs poids moléculaires, avec de l'acide chlorhydrique étendu.

$$\underset{\text{Tropine.}}{C^8H^{15}AzO} + \underset{\substack{\text{Acide}\\\text{phénylglycolique.}}}{C^8H^8O^3} = \underset{\text{Homatropine.}}{C^{16}H^{21}AzO^3} + H^2O$$

La liqueur contient du chlorhydrate d'homatropine ; on la laisse refroidir et on la traite par un excès de carbonate de soude, on agite à plusieurs reprises avec du chloroforme qui enlève l'homatropine mise en liberté.

Les solutions chloroformiques réunies sont distillées et laissent l'alcaloïde pour résidu.

Le rendement en homatropine est environ 50 °/₀ de la quantité théorique.

Pour purifier l'alcaloïde, on le transforme en bromhydrate que l'on fait cristalliser.

Petit et Polonovsky préparent l'homatropine en chauffant l'éther méthylique de l'acide phénylglycolique avec la tropine, en présence d'un déshydratant.

Propriétés. — L'homatropine est en petits prismes incolores, inodores, doués d'une saveur amère, fusibles à 95°,5-98°,5.

Bien qu'elle soit très peu soluble dans l'eau, elle tombe en déliquescence quand elle se trouve exposée à l'air humide.

Elle est très soluble dans l'alcool et le chloroforme, moins soluble dans l'éther et le benzène.

Elle n'agit pas sur la lumière polarisée ; ses solutions ont une réaction alcaline.

Les solutions aqueuses des sels d'homatropine donnent, avec le chlorure mercurique, un précipité huileux incolore ; avec l'iodure ioduré de potassium, une huile brune et des cristaux jaunes. Si l'on ajoute à quelques centigrammes d'homatropine ou de son bromhydrate un peu d'acide azotique fumant et qu'on évapore à siccité au bain-marie, on obtient une coloration violette intense quand on verse sur le résidu un soluté récent de potasse dans l'alcool. L'atropine se comporte de même.

L'homatropine est très toxique.

Essai. — L'homatropine doit se dissoudre sans coloration dans l'acide sulfurique concentré ; elle est combustible sans résidu.

Usages. — Elle possède les propriétés mydriatiques de l'atropine, mais son action se fait sentir moins longtemps ; elle est aussi moins toxique.

On l'emploie, en collyre, à dose de la $0^{gr},05$ pour 10^{gr}.

BROMHYDRATE D'HOMATROPINE

BROMHYDRATE DE PHÉNYLGLYCOLTROPÉINE

$$C^{16}H^{21}AzO^3,HBr$$

Préparation. — On l'obtient en traitant l'homatropine par de l'acide bromhydrique étendu, de manière à avoir une solution neutre, et évaporant à sec au bain-marie.

Propriétés. — Poudre cristalline, incolore, inodore, possédant une saveur amère.

Fusible à 212°.

Très soluble dans l'eau ; la solution est neutre au tournesol ; concentrée, elle donne un précipité blanc quand on lui ajoute un léger excès de soude.

Traitée par l'acide nitrique fumant et la potasse, elle donne la même coloration violette que l'homatropine.

Usages. — Ses usages sont les mêmes que ceux de l'homatropine sur laquelle elle présente l'avantage d'être plus soluble dans l'eau.

HYDRASTINE

$$C^{21}H^{21}AzO^6$$

L'hydrastine a été découverte, en 1851, par Durand (de Philadelphie), dans l'*Hydrastis Canadensis* (Renonculacées), plante de l'Amérique du Nord. Elle a été étudiée par Perthuis, de Worcester, qui l'a isolée à l'état de pureté à peu près complète ; Mahla, de Chicago, puis Kraut, l'ont analysée. Le rhizome seul de cette plante est utilisé en thérapeutique.

En même temps que de l'hydrastine, il contient deux autres alcaloïdes : de la berbérine et de la xanthopuccine; il contient aussi une matière colorante jaune, une huile volatile, etc. (1).

Selon Power, le rhizome d'hydrastis contient 1,6 °/₀, et, d'après E. Schmidt, jusqu'à 4 °/₀ de berbérine. 100^{gr} du même rhizome peuvent fournir 1^{gr} d'hydrastine.

La formule adoptée pour l'hydrastine est celle proposée par Eykmann $C^{21}H^{21}AzO^6$. Suivant cet auteur, ce serait une base tertiaire.

Préparation :

Pr. Hydrastis canadensis.............	1 kil.
Alcool à 90ᶜ.....................	6 litres.

On introduit, dans un appareil à déplacement, les rhizomes pulvérisés ; on verse sur la poudre deux litres d'alcool et on laisse en contact pendant deux heures.

(1) *Sur les Alcaloïdes de la racine de l'Hydrastis Canadensis. Journal de Pharmacie et de Chimie*, 1885, 5ᵉ série, t. XVIII, page 64.

On ouvre le robinet de l'appareil pour faire écouler le soluté alcoolique et on épuise par lixiviation avec le reste de l'alcool. Aux liquides alcooliques réunis, on ajoute de l'acide sulfurique jusqu'à réaction acide et, après quatre heures de repos, on filtre pour séparer les cristaux de sulfate de berbérine qui se sont formés. Dans le liquide filtré, on verse de l'ammoniaque de manière à laisser seulement une légère réaction acide ; on sépare le sulfate d'ammoniaque, puis on distille pour retirer la plus grande partie de l'alcool.

Le résidu sirupeux obtenu est versé dans dix fois son volume d'eau froide. Après vingt-quatre heures de repos, on filtre pour séparer les substances résineuses et grasses ; le liquide filtré est une solution impure de sulfate d'hydrastine. On ajoute à ce soluté un excès d'ammoniaque ; l'hydrastine précipitée est recueillie et desséchée. La matière sèche est pulvérisée et traitée par 100 fois son poids d'eau acidulée par l'acide sulfurique ; on filtre après vingt-quatre heures et on précipite de nouveau par l'ammoniaque. Ce précipité est dissous dans l'alcool bouillant qui dépose, en se refroidissant, des cristaux jaunes d'hydrastine impure.

On purifie le produit par des cristallisations répétées dans l'alcool bouillant (*Codex*).

Propriétés. — L'hydrastine cristallise en prismes orthorhombiques anhydres. Ces cristaux sont incolores et brillants, amères, fusibles à 132°. Ils sont insolubles dans l'eau froide, solubles dans 1^P75 de chloroforme, 15 p. de benzène, 83^P46 d'éther, 120^P27 d'alcool. La solubilité dans ces mêmes liquides augmente avec la température. L'hydrastine est lévogyre ; en solution chloroformique saturée on a $\alpha_n = -67°8$. Un soluté aqueux contenant, pour 100 p., quatre grammes d'hydrastine

dissoute à la faveur de 2HCl par molécule donne :
$\alpha_D = + 127°,3$; le chlorhydrate est donc dextrogyre alors que l'hydrastine est lévogyre.

L'hydrastine a une réaction alcaline au tournesol.

Parmi les réactions colorées indiquées par Lyons (1), nous signalerons les plus intéressantes :

L'acide azotique pur donne, avec l'hydrastine, une coloration orange qui est stable. En ajoutant de l'eau, le résidu insoluble se dissout en produisant une fluorescence bleue intense.

Dissoute dans l'acide sulfurique concentré avec un peu de MnO^2, l'hydrastine donne lieu à une coloration orangée qui devient rouge cerise foncé, et finalement jaune orangé pâle. Cette réaction est caractéristique et bien distincte de celle de la berbérine. En effet, dans les mêmes conditions, cet alcaloïde donne successivement des colorations violette, brun chocolat et, finalement, rouge orangé. Cette réaction n'est pas sans quelque ressemblance avec celle de la strychnine ; mais cette dernière se distingue de la berbérine parce que la coloration indigo et violette devient rouge sans passer par le brun.

Si l'on ajoute un peu d'acide sulfurique à une solution d'hydrastine, puis quelques gouttes de la solution décinormale de permanganate de potassium, la coloration du permanganate disparaît aussitôt et il se manifeste une belle fluorescence bleue. Une seule goutte d'une solution d'hydrastine suffit pour rendre fortement fluorescent un grand tube rempli de liquide. Le permanganate en excès détruit l'alcaloïde et fait disparaître rapidement la fluorescence.

(1) *Druggist's circular*, mars 1886, et *Pharmaceutical Journal*, 17 avril 1886.

Lyons n'admet pas, comme Husemann, que les solutions de chlorhydrate d'hydrastine soient fluorescentes. Si cet effet est obtenu avec le sel qui a été desséché, c'est qu'il a été altéré par la chaleur.

Usages. — L'hydrastine est le principe auquel l'*Hydrastis Canadensis* doit ses propriétés toniques et antipériodiques. Elle agit sur le système vaso-moteur ; elle diminue la pression sanguine et ralentit les battements du cœur. Suivant Edm. Falk (1), ce n'est pas à l'hydrastine ni à la berbérine qu'il faut rapporter l'action de l'extrait d'Hydrastis Canadensis contre les hémorrhagies internes; cette action appartient à l'hydrastinine, produit d'oxydation de l'hydrastine.

On administre l'hydrastine en pilules, à la dose maxima de 10 centigrammes par jour.

HYDRASTINE

$$C^{11}H^{11}AzO^2 + H^2O$$

L'hydrastinine est un produit d'oxydation de l'hydrastine. Cette base a été décrite par Freund et Will.

L'hydrastinine s'obtient facilement en chauffant l'hydrastine dans de l'eau additionnée d'acide sulfurique et de bioxyde de manganèse. On ajoute de l'ammoniaque en excès au produit de la réaction ; on agite avec de l'éther ou du chloroforme qui enlève l'hydrastinine. La solution éthérée ou chloroformique décantée abandonne l'hydrastinine.

(1) *Pharmaceutische Zeitung*, t. XXIV, page 35, 1890.

Sous l'influence de l'oxydation qu'elle éprouve, l'hydrastine se dédouble en acide opianique et hydrastinine :

$$C^{21}H^{21}AzO^6 + O = C^{10}H^{10}O^5 + C^{11}H^{11}AzO^2$$

Hydrastine.   Acide opianique.   Hydrastinine.

Cette équation montre la relation qui existe entre l'hydrastine et la narcotine. En effet, cette dernière base, sous l'influence de l'acide sulfurique et du bioxyde de manganèse, se dédouble en acide opianique et cotarnine (Wœhler).

$$C^{22}H^{23}AzO^7 + O = C^{10}H^{10}O^5 + C^{12}H^{13}AzO^3$$

Narcotine.   Acide opianique   Cotarnine.

Propriétés. — L'hydrastinine ainsi obtenue est une poudre blanche qui fond à 116°-117°. Elle contient une molécule d'eau de cristallisation qui ne se sépare pas lorsqu'on la fait cristalliser dans un dissolvant neutre.

L'hydrastinine est peu soluble dans l'eau, même à chaud ; elle est soluble dans l'alcool, l'éther, le chloroforme.

Elle forme, avec la plupart des acides, des sels solubles dans l'eau. Le soluté aqueux de son chlorhydrate possède une saveur très amère ; il présente une faible fluorescence bleue et n'agit pas sur la lumière polarisée.

Toxique.

Usages. — L'hydrastinine, comme l'ergotinine, possède la propriété de contracter les vaisseaux (Falk).

Administrée en injection hypodermique, elle aurait donné de bons résultats dans les hémorrhagies utérines, excepté dans la métrite chronique. Les injections ne sont pas aussi douloureuses qu'avec l'ergotine.

Falk formule ainsi sa solution pour injections :

Pr. Chlorhydrate d'hydrastinine .... 1 gr.
Eau distillée bouillie .... 10 —

De une demie à une seringue Pravaz par jour, soit 5 à 10 centigr. d'hydrastinine

Cette injection est peu douloureuse et nullement irritante localement.

Lorsque la préparation est récente, il n'y a pas d'induration. La solution doit être parfaitement limpide.

SELS DE QUININE

La quinine $C^{20}H^{24}Az^2O^2$ est diacide; en effet, elle peut s'unir aux acides en deux proportions.

Avec les acides monobasiques, elle forme :

1° Des *sels neutres* dans lesquels une molécule de quinine est unie à deux molécules d'acide.

2° Des *sels basiques* dans lesquels une molécule d'alcaloïde est combinée à une molécule d'acide.

Chlorhydrate neutre de quinine $C^{20}H^{24}Az^2O^2, 2HCl$.

— basique de quinine $C^{20}H^{24}Az^2O^2, HCl$.

Bromhydrate neutre de quinine $C^{20}H^{24}Az^2O^2, 2HBr$.

— basique de quinine $C^{20}H^{24}Az^2O^2, HBr$.

Avec les acides bibasiques, elle forme également des sels neutres et des sels basiques. Dans les premiers, une molécule de quinine est combinée à une molécule d'acide; dans les seconds, deux molécules de quinine sont combinées à une molécule d'acide.

Sulfate neutre de quinine $C^{20}H^{24}Az^2O^2, SO^4H^2$.

— basique de quinine $(C^{20}H^{24}Az^2O^2)^2, SO^4H^2$.

Les sels neutres sont quelquefois improprement appelés sels acides.

Le Supplément du *Codex* donne la préparation et les propriétés du chlorhydrate neutre de quinine, le sel basique figure au *Codex* de 1884. Nous croyons utile de les réunir dans cette étude.

CHLORHYDRATE BASIQUE

DE QUININE

MONOCHLORHYDRATE DE QUININE

$$C^{20}H^{21}Az^2O^2, HCl + 2\,H^2O$$

Préparation :

> *Pr*. Sulfate de quinine officinal (1)....... 100 gr.
> Chlorure de baryum cristallisé...... 28 —
> Eau distillée..................... 1000 —

On délaye le sulfate de quinine dans 800^{gr} d'eau distillée et on porte à l'ébullition. Sans interrompre l'ébullition, on ajoute peu à peu à la liqueur le chlorure de baryum dissous dans 200^{gr} d'eau. On laisse déposer quelques instants et on vérifie si le liquide clair ne précipite pas par une solution tiède de sulfate de quinine officinal. Si un précipité se produisait, c'est que la liqueur contiendrait un excès de chlorure de baryum. Dans ce cas, on lui ajouterait une quantité suffisante d'une solution tiède de sulfate de quinine jusqu'à ce qu'il ne se produise plus de précipité. On filtre, on lave le sulfate de baryte à l'eau bouillante, on évapore au bain-marie les liqueurs filtrées et on laisse cristalliser le chlorhydrate de quinine par refroidissement. On égoutte les cristaux et on sèche à l'air.

Dans cette préparation, le chlorhydrate basique se

(1) Le sulfate de quinine officinal est le sel basique :

$$(C^{20}H^{24}Az^2O^2)^2, SO^4H^2 + 7\,H^2O$$

forme par la double décomposition qui s'opère entre le sulfate basique de quinine et le chlorure de baryum :

$$(C^{20}H^{24}Az^2O^2)^2,SO^4H^2 + BaCl^2 = SO^4Ba + 2 (C^{20}H^{24}Az^2O^2,HCl)$$

Propriétés. — Le chlorhydrate basique de quinine est en aiguilles fines, longues, soyeuses, formant des houppes.

Il est soluble dans 25 p. d'eau à + 15°, dans 5 p. d'eau bouillante, dans 3 p. d'alcool à 90° dans 10 p. de chloroforme et dans 10 p. de glycérine.

Le chlorhydrate basique est le plus stable de tous les sels de quinine ; il ne s'effleurit pas à la température ordinaire, mais il perd de l'eau à partir de 50° et devient anhydre à 100°.

Ses solutions sont lévogyres, leur réaction est alcaline.

Essai.—*Altérations.* — Il peut contenir un excès d'eau, des traces de chlorure de baryum, du sulfate de quinine ; si le sulfate de quinine contenait des alcaloïdes autres que la quinine, ces alcaloïdes se retrouveraient aussi dans le chlorhydrate.

Falsifications. —Il peut être soumis aux mêmes falsifications que le sulfate, et par conséquent contenir frauduleusement les autres alcaloïdes du quinquina, des sels ammoniacaux, de l'amidon, du sucre de lait, des acides gras.

Enfin, par erreur, on a délivré du chlorhydrate de *morphine* au lieu du chlorhydrate de *quinine.*

L'essai du chlorhydrate de quinine se conduit comme celui du sulfate ; nous ne pourrions, sans nous écarter beaucoup trop des limites que nous nous sommes imposées, donner ici cet essai avec les détails qu'il comporte.

Nous nous bornerons donc à indiquer les caractères auxquels on reconnaît la pureté du chlorhydrate de quinine.

Calciné sur la lame de platine, il brûle sans laisser de résidu (*absence de sels minéraux fixes*).

1^{gr} de chlorhydrate basique complètement desséché à 100° doit laisser un résidu dont le poids ne doit pas être inférieur à $0^{gr},90$.

Si le résidu était plus faible, ce serait l'indice qu'il contient un excès d'eau.

Il ne se colore pas sensiblement au contact de l'acide sulfurique pur et concentré (*absence de matières organiques étrangères, matières sucrées*).

Sa solution aqueuse à 1/50 a une réaction alcaline; elle n'est pas fluorescente, même quand on vient à la saturer par HCl (*absence de sulfate de quinine*). Elle doit rester limpide, même au bout de quelques heures, quand on lui ajoute de l'acide sulfurique dilué (*absence de chlorure de baryum*). Elle ne doit pas non plus se troubler par l'addition de chlorure de baryum (*absence de sulfate*). Enfin, chauffée avec un excès d'une solution de soude, elle ne doit pas dégager de vapeurs ammoniacales (*absence de sels ammoniacaux*).

Pour rechercher si le chlorhydrate de quinine ne contient qu'une quantité négligeable des autres alcaloïdes du quinquina, on emploie le procédé qui sert à cette recherche dans le sulfate de quinine officinal, avec cette différence toutefois qu'on met le chlorhydrate basique en présence de sulfate de soude pour le convertir en sulfate basique de quinine. Il est utile de rappeler les considérations sur lesquelles repose ce mode d'essai qui est dû à Kerner.

1° Le sulfate de quinine basique est beaucoup moins soluble dans l'eau froide que les sels correspondants des autres alcaloïdes du quinquina, et particulièrement que le sulfate de cinchonidine (1).

2° La quinine est beaucoup plus soluble dans l'ammoniaque que les autres alcaloïdes précités, et particulièrement que la cinchonidine. Si donc, on met un poids donné du sulfate de quinine à essayer en contact avec un certain volume d'eau froide, cette dernière se sature de sulfate de quinine et se charge de sulfate de cinchonidine qui est plus soluble. La liqueur séparée à température fixe contient un poids sensiblement constant de quinine et un poids de cinchonidine croissant avec l'impureté du sel analysé. Si l'on additionne cette liqueur d'une solution d'ammoniaque de richesse déterminée, en employant un volume de réactif exactement suffisant pour redissoudre la quinine, la cinchonidine reste en grande partie insoluble et dénonce sa présence en troublant la liqueur.

Au lieu de faire agir l'eau froide sur le sulfate de quinine, il est préférable, comme le *Codex* le recommande, de faire digérer le sel dans un volume déterminé d'eau à 60°; de cette façon, on assure mieux la dissolution du sulfate de cinchonidine qui est si bien mélangé aux cristaux de sulfate de quinine, que ceux-ci presque insolubles à froid, le protègent contre le dissolvant (2). On laisse ensuite refroidir à + 15°, température que l'on maintient pendant une demi-heure.

(1) Les quinquinas cultivés des Indes orientales qui alimentent aujourd'hui, en grande partie, les fabriques de sulfate de quinine, sont très riches en quinine, mais ils contiennent, en même temps, un poids de cinchonidine considérable. Les autres alcaloïdes du quinquina ne se rencontrent pas actuellement en quantité notable dans le sulfate de quinine du commerce.

(2) *Rapport sur l'analyse du Sulfate de quinine officinal* fait à l'Académie de médecine, par E. Junfleisch. *Journal de Pharmacie et de Chimie*, 5e série, 1886, t. XIV, page 43.

Voici maintenant comment on applique ce procédé à l'essai du chlorhydrate basique de quinine (1) : On dissout, à l'aide de la chaleur, 2^{gr} de ce sel dans 20^{cc} d'eau distillée; on ajoute à la solution 1^{gr} de sulfate de soude cristallisé ; le chlorhydrate basique se transforme en sulfate basique qui se précipite; on agite le mélange que l'on maintient dans un bain d'eau à $+ 15°$ pendant une demi-heure.

Au bout de ce temps, on jette sur un filtre. On prend 5^{cc} de la liqueur filtrée; on les introduit dans un tube et on leur ajoute 7^{cc} de solution ammoniacale à 0,960 de densité, en opérant de manière que les liquides se mélangent le moins possible ; on bouche le tube et on le renverse doucement. Si le sel est suffisamment pur, on obtient immédiatement, ou au bout de très peu de temps, un mélange limpide et qui reste tel même après vingt-quatre heures. Un trouble persistant ou des cristaux déposés dans la liqueur d'abord éclaircie, indiqueront la présence d'une proposition inacceptable d'alcaloïdes autres que la quinine.

L'essai polarimétrique du chlorhydrate de quinine basique se pratique ainsi : 1^{gr} de ce sel, complètement desséché à 100°, est dissous dans une quantité d'eau suffisante pour obtenir 50^{cc} de solution. On examine cette solution au polarimètre, dans un tube de deux décim. de longueur, à la température de $+ 15°$. La déviation observée doit être, à très peu près, de $- 5° 53'$. Ce nombre correspond sensiblement à 27 divisions saccharimétriques et donne $- 147$ comme pouvoir rotatoire molé-

(1) *Formulaire pharmaceutique des Hôpitaux militaires*, 1890. page 89.

culaire du chlorhydrate basique de quinine anhydre en solution dans l'eau (1).

Le chlorhydrate de quinine se dissout, sans coloration appréciable, dans l'acide azotique (différence avec la morphine que l'acide nitrique colore en rouge orangé).

CHLORHYDRATE NEUTRE

DE QUININE

BICHLORHYDRATE DE QUININE

$$C^{20}H^{24}Az^2O^2, 2\,HCl$$

Préparation. — On l'obtient, par double décomposition, en faisant réagir, à l'ébullition, le chlorure de baryum sur le sulfate neutre de quinine :

$$C^{20}H^{24}Az^2O^2,SO^4H^2 + BaCl^2 = SO^4Ba + C^{20}H^{24}Az^2O^2, 2\,HCl$$

Pr. Sulfate de quinine officinal	100 gr.
Acide sulfurique dilué...................	112, 50
Chlorure de baryum cristallisé...........	. 56 gr.
Eau distillée...........................	1000 —

On dissout le sulfate de quinine dans 800^{gr} d'eau préalablement additionnée de la quantité d'acide sulfurique prescrite (acide destiné à transformer le sulfate basique en sulfate neutre), on porte à l'ébullition ; on ajoute peu à peu, de manière à ne pas interrompre l'ébullition, le chlorure de baryum dissous dans 200^{gr}

(1) *Formulaire pharmaceutique des Hôpitaux militaires*, 1890.

d'eau. On maintient l'ébullition pendant 2 ou 3 minutes ; on laisse déposer quelques instants ; on s'assure que le liquide clair ne précipite pas par un soluté tiède de sulfate *neutre* de quinine ; au besoin, on ajoute de ce soluté jusqu'à ce qu'il ne se produise plus de précipité, en évitant toutefois d'en ajouter un excès notable. On filtre, on lave le sulfate de baryte à l'eau bouillante ; on évapore au bain-marie le liquide filtré réuni aux eaux de lavage, jusqu'à ce que le tout ne pèse plus que 200^{gr}.

On abandonne cette liqueur sous une cloche, au-dessus d'un vase contenant de l'acide sulfurique concentré. Le chlorhydrate neutre de quinine cristallise ; on égoutte les cristaux et on les sèche à l'air (1).

Propriétés. — Le chlorhydrate neutre de quinine cristallise en aiguilles déliées, incolores, anhydres, très acides aux réactifs colorés, bien que chimiquement neutres. Elles se colorent à l'air.

Le sel du commerce est souvent sous forme d'une poudre cristalline blanche.

C'est le plus soluble de tous les sels de quinine ; à la température ordinaire, 1^{gr} se dissout dans $0^{gr},67$ d'eau distillée. Il est également très soluble dans l'alcool.

Essai. — Le chlorhydrate neutre peut contenir les mêmes matières étrangères que le chlorhydrate basique. On le soumet aux mêmes essais.

Il faut s'assurer avec soin qu'il ne contient pas la moindre trace de sel de baryte.

Son essai polarimétrique est pratiqué comme celui du

(1) Le procédé de préparation que nous venons de décrire est dû à Vitali, qui l'a donné, en 1872, et a signalé la grande solubilité du chlorhydrate neutre de quinine.

sel basique. 1^{gr} de sel neutre dissous dans Q. S. d'eau distillée pour obtenir 50^{cc} de solution qu'on observe dans un tube de deux décimètres, donne une déviation de — 8°52' (soit — 41,2 divisions saccharimétriques). Cette déviation donne, pour le pouvoir rotatoire moléculaire du chlorhydrate neutre anhydre, en solution aqueuse, — 221°50'.

Ce pouvoir rotatoire permet de distinguer le sel neutre du sel basique ; la distinction est encore établie par leurs solubilités dans l'eau si différentes et par la réaction de leurs solutions aqueuses ; celle du sel neutre est acide, celle du sel basique est alcaline.

On doit conserver le chlorhydrate neutre dans des flacons en verre jaune bouchés avec soin.

Usages. — Les chlorhydrates de quinine sont surtout employés en injections hypodermiques. Le chlorhydrate basique est celui que l'on préfère habituellement ; 1^{gr} de ce sel exige, pour se dissoudre, 25 p. d'eau froide. Si on veut avoir des solutions plus concentrées, on l'associe à l'analgésine qui augmente sa solubilité (Triulzi) (1).

Le dichlorhydrate est le plus soluble des sels de quinine (1^{gr} dans 0^{gr},66 d'eau). On l'emploie, quand on veut avoir des solutions concentrées, à 0^{gr},50 de sel, et même plus, par centimètre cube. Mais ces solutions, quoique chimiquement neutres, sont très acides au tournesol et, bien qu'elles ne soient pas caustiques, elles causent, au moment de l'injection, des douleurs très vives qui persistent parfois pendant plusieurs heures (Laveran, du *Paludisme*). Elles ont, de plus, l'inconvénient d'altérer

(1) *Influence de l'Antipyrine sur la solubilité de la Quinine*, par Triulzi. *Journal de Pharmacie et de Chimie*, 5e série, 1890, t. XXI, page 83.

profondément les globules sanguins (Laveran), et leur emploi détériore très rapidement les aiguilles de la seringue de Pravaz (1).

Le chlorhydrate basique est aussi assez souvent prescrit en cachets, pilules, etc., comme le sulfate de quinine. La dose varie de $0^{gr},10$ à 2^{gr}. Il est utile de connaître la teneur en quinine des deux chlorhydrates et de la comparer à celle du sulfate de quinine basique :

	Quinine
100 gr. de sulfate basique de quinine cristallisé contiennent.	$74^{gr},31$
— de chlorhydrate basique	81, 71
— — neutre	81, 61

La teneur en quinine des deux chlorhydrates est donc à peu près la même.

SOLUTÉ DE CHLORHYDRATE BASIQUE DE QUININE
POUR INJECTIONS HYPODERMIQUES

Pr. Chlorhydrate basique de quinine	3 gr.
Analgésine	2 —
Eau distillée bouillie et refroidie	Q. S. (environ 6 gr.)

pour obtenir 10^{cc} de soluté.

On triture à froid dans un mortier de verre bien nettoyé, le chlorhydrate et l'analgésine, en ajoutant peu à peu l'eau distillée. Après dissolution, on filtre et on reçoit le liquide dans un flacon bouchant à l'émeri. On stérilise, comme il a été dit, pour le soluté de caféine.

1^{cc} de cette solution renferme $0^{gr},30$ de chlorhydrate basique de quinine.

Le soluté présente une réaction très légèrement alcaline au tournesol.

---

(1) *Sur les Injections hypodermiques de quinine*, par H. Marty. *Journal de Pharmacie et de Chimie*, 5e série, 1894, t. XXX, page 49.

SOLUTÉ DE CHLORHYDRATE NEUTRE DE QUININE
POUR INJECTIONS HYPODERMIQUES

Pr. Chlorhydrate neutre de quinine...... 5 gr.
Eau distillée bouillie et refroidie..... Q. S. (environ 6 gr.)
pour obtenir 10^{cc} de soluté.

On dissout à froid ; on filtre et stérilise comme il a été dit pour le soluté de caféine.

1^{cc} de ce soluté renferme 0^{gr},50 de chlorhydrate neutre.

Le soluté présente une réaction acide au tournesol.

Dans le cas où l'on n'aurait pas de chlorhydrate neutre cristallisé, on pourrait néanmoins préparer le soluté précédent, en employant la formule suivante, due à Villejean :

Pr. Chlorhydrate de quinine basique...... 25 gr.
Acide chlorhydrique d = 1,045)....... 24^{cc}
Eau distillée........................ Q. S. pour faire 50^{cc}.

Un centimètre cube de cette solution renferme exactement 0^{gr},50 de chlorhydrate neutre.

Les solutions aqueuses de chlorhydrate neutre se colorent à la longue sans que les propriétés du médicament soient sensiblement diminuées.

Observations. — La ressemblance des dénominations entre le chlorhydrate de quinine et le chlorhydrate de morphine peut donner lieu à une confusion qui aurait des conséquences funestes ; ce fait s'est déjà produit. Pour les éviter le médecin devrait prescrire :

Quinine monochlorhydrate ;

Quinine dichlorhydrate.

C'est là une précaution que la Société de Pharmacie propose d'appliquer à tous les sels d'alcaloïdes ; les médecins, dans leurs prescriptions, devraient écrire en premier lieu le nom de l'alcaloïde, puis, entre parenthèses, celui de l'acide.

Exemples : *Quinine* (monochlorhydrate) ; *morphine* (sulfate).

Pour ce qui concerne les chlorhydrates de quinine, le danger d'une confusion avec le chlorhydrate de morphine peut résulter aussi d'une erreur de flacons ; ce danger est diminué quand les sels de morphine sont toujours renfermés, comme ils doivent l'être, dans l'armoire aux poisons, tandis que les sels de quinine ne doivent jamais y être placés.

Enfin, les pharmaciens civils devraient être astreints, comme le sont les pharmaciens militaires, à entourer complètement d'une bande rouge orangé les flacons renfermant des poisons.

SPARTÉINE

$$C^{15}H^{26}Az^2$$

La spartéine est un alcaloïde liquide et volatil ; elle a été découverte en 1851 par Stenhouse qui la retira du genêt à balais (*Sarothamnus scoparius*), de la famille des Papilionacées, arbrisseau qui croît habituellement dans les endroits humides, dans les bois, sur le bord des routes, et surtout dans les terrains incultes, riches en silice.

Sa formule a été établie définitivement par Mills en 1862.

La spartéine est une diamine tertiaire ; c'est une base très énergique, dont l'odeur rappelle un peu celle de la pyridine ; elle sature facilement les acides pour donner des sels que, pendant longtemps, on a cru incristallisables, surtout les chlorhydrate, bromhydrate et iohydrate.

Néanmoins, en se plaçant dans de certaines conditions, on peut obtenir ces mêmes sels parfaitement cristallisés (1).

Nous ne nous occuperons ici que des sulfates de spartéine.

La spartéine, en sa qualité de diamine, doit pouvoir donner, comme la quinine :

1° Un sulfate basique $(C^{15}H^{26}Az^2)^2,SO^4H^2$.

2°   —   neutre $C^{15}H^{26}Az^2,SO^4H^2$.

3°   —   suracide $C^{15}H^{26}Az^2, 2\,SO^4H^2$.

---

(1) Grandval et Valser. *Journal de Pharmacie et de Chimie,* 5° série, t. 14, page 65.

Le premier se présente sous forme d'une masse gommeuse incristallisable.

Le troisième, qui correspond au sulfate suracide de quinine de Hesse, est très hygrométrique et s'altère en rougissant quand on essaie de le sécher.

Quand au second (sulfate neutre), c'est celui qui est employé en médecine; nous en parlerons plus longuement.

SULFATE DE SPARTÉINE OFFICINAL

SULFATE NEUTRE DE SPARTÉINE

$$C^{15}H^{26}Az^2,SO^4H^2 + 5\,H^2O$$

Préparation. — Les auteurs sont muets sur la préparation du sulfate neutre de spartéine. Nous conseillerons le procédé suivant qui nous a donné de bons résultats :

Dissoudre 100^{gr} de spartéine dans 100^{gr} d'alcool à 90°.

D'autre part, étendre $41^{gr},88$ d'acide sulfurique anglais de 100^{gr} d'eau et verser peu à peu cette solution dans la première en ayant soin d'agiter continuellement.

Le liquide, abandonné dans une étuve modérément chauffée, donne des cristaux de sulfate de spartéine; mais, comme les eaux-mères sirupeuses sont très chargées de sulfate, il vaut mieux ne pas séparer les cristaux et continuer l'évaporation jusqu'à siccité.

Le sulfate obtenu est alors redissous à chaud dans 250^{gr} d'alcool à 90°, et on abandonne jusqu'au lendemain en vase couvert.

On recueille les cristaux dans un entonnoir dont la douille est incomplètement bouchée par un fragment de verre.

Si la spartéine employée n'est pas tout à fait incolore, les eaux-mères alcooliques qui s'écoulent entraînent avec elles une matière colorante jaune.

Les cristaux sont essorés sur du papier à filtrer puis enfermés dans un flacon bien bouché.

Le sulfate ainsi obtenu renferme cinq molécules d'eau.

Propriétés. — Le sulfate neutre de spartéine cristallise en gros cristaux rhomboïdaux pouvant contenir 2-5 et même 8 molécules d'eau de cristallisation, selon son mode de préparation.

C'est le sulfate qui cristallise avec 5 molécules d'eau, qui est le sulfate officinal.

Il est soluble dans l'eau et l'alcool, insoluble dans l'éther.

Il s'effleurit quand on l'expose à l'air sec.

Caractères. — 1° Desséché à $+$ 110°, il perd ses 5 molécules d'eau, soit 21,3 pour 100.

2° Une solution à 5 pour 100, examinée au polarimètre dans un tube de 20 centimètres, donne une déviation à gauche de $-$ 2°,2, d'où $\alpha_D = -$ 22°.

3° Cette solution est très amère, acide au tournesol; elle précipite abondamment par les réactifs généraux des alcaloïdes.

4° Verser une dizaine de gouttes de la même solution dans un verre de montre; *sursaturer* d'iodure de potassium solide et agiter avec une baguette de verre. Le liquide se trouble d'abord, puis il se forme un précipité abondant blanc et cristallin d'iohydrate de spartéine basique $C^{15}H^{26}Az^2,HI$.

5° Déposer, dans un verre de montre, une goutte de sulfure ammoniaque sulfuré, puis introduire dans ce liquide une parcelle de sulfate de spartéine. On observe, après quelques instants d'attente, une coloration, puis un précipité rouge orangé. En écrasant le cristal avec un agitateur et en soufflant sur la goutte de sulfure, la coloration apparaît de suite.

Usages. — A dose élevée, la spartéine est un poison convulsivant, tétanique.

A dose modérée, elle agit comme modérateur et régulateur du cœur.

Le sulfate est employé à la dose de 5 à 25 centigr. par jour, soit en solution, de capsules, pilules, sirop, soit en injections hypodermiques.

CAPSULES

Pr. Sulfate de spartéine..................... 1 gr.

Faire dix capsules à enveloppe élastique.
Chaque capsule contient 10 centigr. de sulfate.

PILULES

Pr. Sulfate de spartéine..................... 1 gr.
Poudre de guimauve..................... $0^{gr}50$
Extrait de chiendent.............. .... Q. S.

Diviser en vingt pilules.
Chaque pilule contient 5 centigr. de sulfate.
Dose : deux à trois par jour.

POTION

Pr. Sulfate de spartéine..................... $0^{gr}30$
Sirop de baume de Tolu..... .... 30 gr.
Eau distillée de tilleul................... 70 —

Une cuillerée à bouche contient 5 centigr. de sel.
Dose : deux à trois cuillerées par jour.

SIROP

Pr. Sirop de menthe.......................... 200 gr.
Sulfate de spartéine...................... $0^{gr}50$
Eau. .... Q. S.

Dissoudre le sulfate dans 1 ou 2 gr. d'eau et ajouter la solution
au sirop.
Une cuillerée à bouche renferme 5 centigr. de sel.

SOLUTION

Pr. Sulfate de spartéine...................... 1 gr.
Eau distillée................. 100

Deux à trois cuillerées à café pendant les repas.

SOLUTÉ POUR INJECTION HYPODERMIQUE

Pr. Sulfate de spartéine................ .... 1 gr.
Eau distillée........................... .... 20 —

1^{cc} contient $0^{gr}05$ de sel. On en injecte une seringue, puis une
deuxième, si cela est nécessaire dans les cas d'urgence.

APPENDICE

DOSAGE DES ALCALOÏDES

DANS LES DROGUES SIMPLES

ET DANS LES MÉDICAMENTS

APPENDICE

—

DOSAGE DES ALCALOÏDES

DANS LES DROGUES SIMPLES

ET DANS LES MÉDICAMENTS

—

DOSAGE DES ALCALOIDES DANS LES DROGUES SIMPLES. — Nous pensons qu'il est inutile d'insister sur l'importance que le pharmacien doit attacher au dosage des alcaloïdes dans les matières premières qui en renferment car, de la proportion de ces principes, dépend le plus souvent l'activité des préparations pharmaceutiques qui en dérivent.

Prenons, par exemple, la racine de belladone.

Lefort, dans un mémoire communiqué à l'Académie de Médecine en 1871, a démontré que cette racine renfermait des proportions d'atropine variant de $0^{gr},2$ à $0^{gr},5$ °/₀, suivant l'âge de la plante.

D'après cette remarque, il est évident que l'action

thérapeutique de l'extrait de racine de belladone du *Codex* pourra varier du simple au double.

De même, la racine d'ipécacuanha, selon son origine et sa qualité, donnera des rendements encore plus variables en émétine. Certaines sortes, récemment importées, ne contiennent que des quantités tout à fait insignifiantes de principe actif ; aussi, la poudre, la teinture, l'extrait, le sirop, préparés avec de pareilles racines, n'ont pas la moindre propriété émétique, ou ont une action si faible, qu'il faut augmenter considérablement la dose pour obtenir l'effet sur lequel le médecin a le droit de compter.

Le pharmacien a donc le plus grand intérèt à titrer, quand cela est possible, les matières premières qu'il tire de la droguerie, ou les médicaments tout préparés qu'il achète aux fabricants.

Depuis longtemps, on s'est occupé du dosage de la morphine dans l'opium ; de celui de la quinine dans le quinquina, mais le titrage des alcaloïdes dans les autres médicaments était généralement regardé comme trop compliqué pour pouvoir entrer dans la pratique.

Cependant plusieurs chimistes, Mayer, en première ligne, avaient cru trouver, dans une solution titrée d'iodure double de mercure et de potassium, un précieux auxiliaire pour le dosage des alcaloïdes.

On commençait par épuiser la matière première par de l'eau acidulée, puis, à l'aide d'une burette graduée, on versait le réactif dans le liquide d'épuisement, jusqu'à cessation de précipité. Le volume de réactif consommé donnait, par un calcul fort simple, le poids d'alcaloïde contenu dans la matière première.

Malheureusement, l'iodure double de mercure et de potassium ne précipite pas seulement les alcaloïdes ; il précipite aussi une multitude de composés : matières albuminoïdes, gommeuses, mucilagineuses, extractives colorantes, etc.

Cette méthode ne pouvant donner que des résultats erronés, souvent même très éloignés de la vérité, doit donc être abandonnée.

En 1893 (1), nous avons fait connaître des procédés généraux de dosage, d'une application qui nous parait assez pratique ; c'est ce qui nous a décidé à les décrire dans cet appendice.

1° Dosage à l'aide du liquide éthéro-alcoolique ammoniacal. — Nous prendrons comme exemple le dosage de l'émétine et de la cocaïne :

Dosage de l'émétine. — On introduit dans un tube à essai :

8^{cc} d'éther à 66°
3^{cc} d'alcool à 95°
2^{cc} d'ammoniaque officinale.

Ces liquides sont fortement agités, et, sans leur donner le temps de se séparer, on verse le tout et d'un seul coup dans une capsule en porcelaine contenant 10^{gr} de racine d'ipécacuanha réduite en poudre. On triture le mélange avec l'extrémité fermée d'un tube à essais pour obtenir une masse homogène qu'on introduit ensuite et qu'on tasse uniformément dans un petit appareil à déplacement. Notre appareil de déplacement consiste en un tube de verre effilé à l'une de ses extrémités, mesurant 17^{cm} de longueur et 2^{cm} de diamètre.

On a soin de garnir la partie effilée du tube de coton hydrophile avant d'y introduire la poudre.

L'appareil étant placé verticalement sur un support,

(1) Grandval et Lajoux. *Journal de Pharmacie et de Chimie,* 5° série, t. XXVIII, page 99.

on le remplit d'éther qu'on remplace à mesure qu'il s'écoule jusqu'à parfait épuisement (1).

Pour s'assurer que l'épuisement est terminé (opération qui demande trois heures à trois heures et demie), on laisse tomber dans un verre de montre les dernières gouttes d'éther qui s'écoulent du tube et on laisse évaporer spontanément ; le résidu est acidulé avec une goutte d'acide sulfurique au 1/20 et on ajoute une goutte d'iodure double de mercure et de potassium. S'il se forme un précipité d'iodomercurate d'alcaloïde, c'est que l'épuisement n'est pas achevé et on verse de nouveau de l'éther dans le tube, jusqu'à ce qu'une nouvelle prise d'essai ne donne plus de précipité avec le réactif. Ce résultat est généralement atteint quand on a employé 100^{cc} d'éther pour l'épuisement.

L'éther chargé d'émétine et de matières colorantes jaunes est introduit dans la boule à décantation et agité avec 2^{cc} d'acide sulfurique au 1/10 et 3^{cc} d'eau.

Après repos, on fait écouler la liqueur acide qui s'est emparée de l'émétine ; on lave l'éther avec de l'eau (4^{cc}) qu'on fait écouler après qu'elle s'est séparée de l'éther et on renouvelle les lavages à l'eau (4^{cc} chaque fois) jusqu'à ce qu'une goutte de liquide aqueux ne donne plus de précipité par le réactif iodomercurique.

Les liquides acides réunis sont placés à leur tour dans la boule à décantation parfaitement nettoyée ; on les additionne de soude caustique et on les épuise à plusieurs reprises avec de l'éther.

(1) Comme les dernières portions de poudre qu'on introduit dans le tube se sont légèrement desséchées pendant le remplissage du tube de verre, on leur rend l'alcalinité nécessaire en commençant l'épuisement avec de l'éther chargé d'ammoniaque. A cet effet, on agite dans un tube à essai 15^{cc} d'éther avec cinq gouttes d'AzH^3 et on laisse déposer. L'éther décanté, fortement alcalin, est versé directement sur la poudre.

Enfin, les liquides éthérés, évaporés dans une capsule tarée, donnent un résidu d'émétine pure à peine teintée en jaune.

Un ipécacuhana trié de bonne qualité a donné un rendement de 16 p. 1000 et la poudre du *Codex* préparée avec cette même racine a fourni 18 p. 1000 d'émétine.

Un ipéca dit *cultivé* ne nous a donné que 0,2 p. 1000 d'émétine.

Dosage de la cocaïne. — On pèse 10^{gr} de poudre de feuilles de coca que l'on imprègne du mélange éthéro-alcoolique ammoniacal.

On introduit dans le tube à déplacement et on épuise avec de l'éther à 66°. Les liquides éthérés, très colorés en vert par la chlorophylle, sont ensuite agités avec de l'acide sulfurique au 1/10, puis avec de l'eau, dans la boule à décantation, pour enlever toute la cocaïne.

Enfin, la liqueur acide, complètement débarrassée de matières colorantes par agitation avec de l'éther neuf est décomposée par de la soude caustique; la cocaïne mise en liberté est enlevée par agitation avec de l'éther.

La solution éthérée, évaporée doucement, donne comme résidu, des cristaux de cocaïne noyés dans une masse incolore d'alcaloïdes amorphes.

Pour séparer la cocaïne de ces produits accessoires, on peut suivre le procédé suivant que nous avons indiqué en 1893 (1).

Le résidu de la capsule est additionné de 2^{cc} d'eau et d'acide bromhydrique étendu qu'on ajoute goutte à goutte jusqu'à neutralité.

Le liquide chauffé au bain-marie est additionné de bromure de potassium en poudre jusqu'à saturation.

(1) Grandval et Lajoux. *Journal de Pharmacie et de Chimie,* 5ᵉ série, t. XXVIII, page 102.

Par le refroidissement, on obtient une masse cristalline de bromure double de cocaïne et de potassium.

Le magma cristallin est essoré à la trompe, ou plus simplement jeté dans un petit entonnoir à analyses dont la douille est bouchée avec un tampon de coton hydrophile ; on le tasse uniformément avec un agitateur de verre. On verse sur les cristaux une solution saturée et froide de bromure de potassium qui enlève les sels incristallisables sans dissoudre sensiblement le bromure de cocaïne ; quand le liquide passe incolore, on arrête les lavages et on verse de l'eau bouillante dans l'entonnoir. Le liquide est reçu dans la boule à décantation et, après refroidissement, on l'agite avec de la soude caustique et de l'éther qui s'empare de la cocaïne. En soumettant l'éther à l'évaporation spontanée, on obtient de la cocaïne bien cristallisée et parfaitement incolore.

Application générale du procédé. — Le procédé que nous venons de décrire est général, mais il est évident qu'il faut remplacer l'éther par un véhicule approprié quand on sait que l'alcaloïde à extraire est insoluble dans l'éther.

Par exemple, dans le dosage des quinquinas, nous humectons encore la poudre avec le mélange éthéro-alcoolique ammoniacal, mais nous continuons l'épuisement (qui est assez long) avec du chloroforme afin de dissoudre tous les alcaloïdes. Le chloroforme est ensuite agité avec de l'eau acidulée.

En opérant avec le quinquina, il se produit souvent une émulsion lors de cette agitation. Quand ce phénomène se produit, et pour activer l'opération, nous conseillons de décanter le liquide acide, émulsionné ou non, et de le chauffer au bain-marie dans une capsule de porcelaine tant qu'il se dégage du chloroforme, ce qui détruit l'émulsion. On jette sur un petit filtre mouillé et sans plis, on lave et on décompose ensuite le liquide acide par la soude en présence du chloroforme.

En opérant sur 5^{gr} d'une écorce qui nous avait donné 66 p. 1000 d'alcaloïdes totaux par les procédés classiques, nous avons obtenu 70, 6 p. 1000 par notre procédé.

2° Dosage à l'aide de l'iodure double de potassiun et de mercure. — On imbibe 100^{gr} de matière première (feuilles, racines, etc.), réduite en poudre, avec 100^{gr} de sous-acétate de plomb; on remue avec un pilon en verre et on abandonne le tout pendant 5 minutes, pour permettre à la poudre de se bien gonfler.

L'acétate de plomb a pour but de donner, par double décomposition avec les sels naturels d'alcaloïdes (malates, lactates, tartrates, tannates, etc.), des acétates d'alcaloïdes et des sels de plomb insolubles. L'oxyde de plomb a aussi le grand avantage de former des laques insolubles avec les matières colorantes et extractives et de précipiter la plupart des matières albuminoïdes, de sorte que la liqueur qu'on obtiendra dans la suite sera peu colorée. Il est à remarquer aussi (et cela a son importance) que le liquide étant toujours acide, les alcaloïdes sont salifiés.

La poudre est ensuite fortement tassée dans un appareil à déplacement en verre (1) qui repose sur un flacon à large ouverture.

Quand la poudre est introduite et tassée régulièrement, on la recouvre d'un tampon de coton, et on déplace par l'eau; celle-ci descend peu à peu et gagne bientôt le col.

---

(1) Comme appareil à déplacement, nous nous servons simplement d'une fiole dont nous faisons sauter le fond par un train circulaire dont nous fermons le col par un tampon de coton hydrophile.

A ce moment, on ferme momentanément l'appareil avec un bon bouchon.

Après deux heures de contact, on enlève le bouchon, et on continue à déplacer méthodiquement avec de l'eau. En général, l'opération est terminée quand on a recueilli 500^{gr} à 600^{gr} de liquide. On peut d'ailleurs s'assurer que la matière est épuisée en recueillant à part le dernier centimètre cube qui s'écoule de l'appareil; on acidule par un excès d'acide sulfurique au 1/10; on filtre pour séparer le sulfate de plomb et on ajoute du réactif Valser (iodure double de potassium et de mercure). Si le liquide ne donne pas de précipité, c'est que l'épuisement est achevé.

Les liquides réunis sont additionnés d'un excès d'acide sulfurique, on filtre et on précipite par un excès de réactif Valser, tant qu'il se produit un précipité; on agite et on laisse déposer.

Après repos, on décante le liquide, on jette le dépôt sur un filtre résistant et sans plis, et on lave à l'eau. Ce précipité a une composition très complexe; outre les alcaloïdes, il contient de l'albumine, des matières extractives, colorantes, etc.

Pour en dégager l'alcaloïde, on peut suivre deux méthodes :

1° On fait tomber le précipité dans un tube à essai, on lui ajoute un excès de cyanure de potassium, un peu de soude caustique et on agite avec de l'éther ou un autre dissolvant approprié (1). Le cyanure de potassium s'empare du mercure, la soude de l'acide iodhydrique et l'alcaloïde mis en liberté passe dans l'éther. Comme il se produit une émulsion qui empêche l'éther de se rassembler, on ajoute un peu d'huile d'olive.

(1) Nous supposons pour l'instant que l'alcaloïde à isoler soit soluble dans l'éther. C'est le cas le plus général.

Pour éviter l'émulsion, on peut aussi se servir d'alcool, mais ce procédé a un inconvénient, car l'éther alcoolique dissout un peu d'iodocyanure mercurique, ainsi que des matières résineuses; enfin, l'eau alcoolique retient de l'alcaloïde en plus grande quantité. L'éther est décanté et on continue d'épuiser avec de l'éther autant qu'il est nécessaire.

Les solutions éthérées réunies sont agitées avec de l'acide sulfurique au 1/10, puis avec de l'eau jusqu'à parfait épuisement. Comme l'eau acide éthérée retient un peu d'huile, on l'agite à deux ou trois reprises avec de l'éther qu'on rejette, puis on l'additionne de soude caustique et on l'agite avec de l'éther neuf qui s'empare de l'alcaloïde mis en liberté. La solution éthérée, soumise à l'évaporation spontanée dans une capsule, donnera un résidu d'alcaloïdes dans un tel état de pureté qu'ils cristallisent dans la majorité des cas.

2° On peut encore décomposer le précipité mercuriel par le procédé suivant qui nous paraît préférable.. On ajoute goutte à goutte au précipité introduit dans un verre à pied, une solution de sulfure de sodium au 1/3 jusqu'à ce qu'il y en ait un léger excès, ce que l'on reconnaît en déposant une goutte du liquide sur du papier à filtrer à côté d'une goutte d'une solution d'acétate de plomb. Les deux liquides se rejoignent bientôt sous l'influence de la capillarité, et si la première goutte contient du sulfure en excès, on voit se former une zone brune ou noire au point de contact des deux gouttes.

Ce résultat atteint, on abandonne le tout pendant une demi-heure, en ayant soin d'agiter de temps en temps, puis on additionne le liquide d'acide sulfurique jusqu'à franche acidité, on filtre et on lave le précipité de sulfure mercurique.

Le liquide acide est rendu nettement alcalin par un excès de soude caustique, puis on agite avec de l'éther huileux qui s'empare de l'alcaloïde. On continue l'opération comme il a été dit plus haut.

Si au lieu d'huile on se servait d'alcool pour éviter l'émulsion, on donnerait lieu à la formation d'un peu de mercaptan dont l'élimination serait difficile à effectuer.

Remarques. — 1° Si l'alcaloïde n'était pas soluble dans l'éther, on se servirait d'un dissolvant approprié ;

2° Il est à remarquer que ce procédé, qui semble tout à fait général, ne peut pas s'appliquer aux alcaloïdes liquides.

En effet, le réactif Valser, si sensible pour la plupart des alcaloïdes solides, précipite mal les alcaloïdes liquides.

A ce sujet, il est bon de signaler les exceptions suivantes :

a) L'atropine ne précipite pas bien, de sorte que le procédé qui vient d'être décrit ne peut pas être employé avantageusement pour un dosage de feuilles ou de racines de belladone.

b) Au contraire, la spartéine, alcaloïde liquide, peut très bien être dosée dans le genêt par le procédé ci-dessus, car elle est précipitée presque entièrement par le réactif iodomercurique.

DOSAGE DE LA CAFÉINE (1). — Le premier procédé de dosage des alcaloïdes que nous venons de décrire, peut, avec de légères modifications, s'appliquer au dosage de la caféine dans les drogues simples (thé, café, noix de kola, etc.).

(1) Grandval et Lajoux. *Journal de Pharmacie et de Chimie,* 5° série, t. XXVII, page 545.

On commence par imprégner la matière pulvérisée d'un mélange d'éther et d'ammoniaque comme nous le verrons plus loin.

En employant l'ammoniaque, les auteurs de ce procédé ont eu en vue la décomposition des tannates de caféine.

C'est dans le même but qu'on avait conseillé, depuis longtemps, l'emploi de la magnésie et de la chaux ; mais après dessiccation du mélange, le chloroforme était impuissant à extraire toute la caféine, ainsi que s'en est assuré H. Paul (1), qui a conclu de ses expériences que la magnésie, ajoutée en excès à de la caféine pure, retenait énergiquement ce principe avec lequel elle contracte sans doute une combinaison.

A. Petit (2) a repris les expériences de H. Paul, mais il est arrivé à des conclusions opposées. Il a mélangé de la caféine avec de la magnésie ou de la chaux en présence de l'eau, puis a desséché le tout au bain-marie.

En épuisant par le chloroforme, il a retrouvé, dit-il, toute la caféine mise en expérience, ce qui tend à prouver, contrairement aux assertions de H. Paul, que la chaux et la magnésie ne forment pas de combinaisons avec la caféine.

Poursuivant ses recherches, A. Petit a démontré que la présence de l'eau est indispensable pour que le chloroforme enlève toute la caféine contenue dans les poudres végétales comme le thé.

D'après lui, l'eau dissocie les combinaisons de la caféine, et, la mettant à nu, permet au chloroforme de s'en emparer.

(1) H. Paul. *Journal de Pharmacie et de Chimie*, 5e série, t. XXIII, page 498, et *The Pharm. Journ. and transactions*, n° 1083, mars 1891.
(2) A. Petit. *Journal de Pharmacie et de Chimie*, 6e série, t. III, page 529.

Il découle de cette théorie que, dans notre procédé de dosage de la caféine on pourrait remplacer l'ammoniaque par de l'eau pure. Néanmoins, nous maintenons l'ammoniaque dans notre formule parce que notre liquide d'épuisement ainsi composé est d'une application générale, et parce que nous nous sommes assurés qu'avec son concours, on obtenait le rendement maximum en caféine, soit que l'ammoniaque agisse en se combinant aux divers tannins, soit, d'après A. Petit, qu'elle dissocie les combinaisons dans lesquelles elle est engagée, grâce à l'eau qu'elle apporte.

Quelle que soit l'interprétation que l'on adopte sur l'action de l'ammoniaque, voici comment nous conseillons d'opérer.

La matière est pulvérisée sans résidu ; la poudre, sans être impalpable, doit cependant être assez fine. On en pèse 5 grammes, que l'on place dans une capsule de porcelaine et que l'on arrose du mélange suivant :

> *Pr.* Ether à 66°...................... 5 gr.
> Ammoniaque officinale :........... 1 —

On a soin d'agiter vivement ce mélange dans un tube à essai et de le verser immédiatement sur la poudre pour que les liquides n'aient pas le temps de se séparer. Afin que l'imprégnation de la poudre se fasse uniformément, on la triture avec un petit pilon de verre ou simplement avec l'extrémité fermée d'un tube à essais.

La poudre est ensuite introduite, en la tassant fortement, dans un digesteur Soxhlet, fixé sur un ballon, et dont la partie supérieure communique avec un réfrigérant disposé à reflux ; l'épuisement se fait avec 50^{cc} de chloroforme. Comme toujours, l'opération est terminée lorsqu'une goutte de chloroforme, prise à l'orifice du tube du digesteur, ne laisse plus de résidu par l'évaporation sur un verre de montre.

On distille la solution en inclinant le réfrigérant en sens inverse, de manière à enlever tout le chloroforme; si, la distillation terminée, et l'appareil démonté, le résidu possédait encore l'odeur du chloroforme, dont les dernières portions sont souvent retenues énergiquement par certaines matières organiques, on chaufferait le ballon au bain-marie, jusqu'à disparition complète de cette odeur. Du reste, le résidu obtenu doit être parfaitement sec. On lui ajoute 1^{cc} d'acide sulfurique officinal au $\frac{1}{10}$, que l'on promène sur les parois du ballon et on laisse pendant quelques minutes en contact. L'addition d'acide est nécessaire pour obtenir une caféine incolore; si on néglige cette précaution, le produit est souvent souillé par un peu de chlorophylle (thé) ou de matières colorantes diverses. On épuise le résidu ainsi acidulé par l'eau bouillante, employée par petites quantités à la fois. Chaque portion de liquide est versée sur un petit filtre de papier Berzélius sans plis, préalablement humecté d'eau (1). Pendant la filtration, il faut tenir l'entonnoir fermé avec une plaque de verre, sinon la caféine cristalliserait sur le bord supérieur du filtre. La filtration élimine les matières grasses et résineuses, ainsi que la chlorophylle. Le liquide est à peine jaunâtre. Ce liquide, sursaturé d'ammoniaque, est évaporé à sec au bain-marie ; pendant l'évaporation, la plus grande partie de la

---

(1) Le lavage doit être continué jusqu'à ce que le liquide ne donne plus de précipité quand on l'additionne d'une solution concentrée de tannin. Cette réaction est assez sensible puisque, d'après Schlagdenhauffen, le tannin précipite les solutions de caféine à $\frac{1}{2000}$ (*Des Kolas africains*, par Heckel et Schlagdenhauffen, Paris, 1884).

Néanmoins, pour plus de sûreté, nous lavons encore avec une petite quantité d'eau bouillante après disparition de cette réaction.

matière colorante passée dans la dissolution se dépose et contracte, avec le sulfate d'ammoniaque, une sorte de combinaison que le chloroforme ne dissout pas. On voit ainsi que cette action du sulfate d'ammoniaque justifie une seconde fois l'emploi de l'acide sulfurique étendu dans le traitement du résidu laissé par l'évaporation du chloroforme.

Le résidu sec laissé par la solution aqueuse est repris par le chloroforme, la solution est filtrée. On lave la capsule et le filtre jusqu'à ce qu'une goutte du liquide filtré ne laisse plus de résidu par l'évaporation sur un verre de montre. La solution chloroformique, évaporée lentement et sans ébullition au bain-marie, dans une capsule tarée, donne la caféine incolore ou possédant une teinte à peine sensible. Si l'évaporation s'est faite très lentement, le produit est parfaitement cristallisé, il est absolument exempt de tannin, car il ne se colore pas sous l'influence d'une solution de chlorure ferrique très étendu.

Remarques. — Lorsqu'on épuise le café vert ou le thé par le chloroforme, les premières portions de la solution sont vertes, les suivantes sont de moins en moins colorées ; enfin, le chloroforme passe tout à fait incolore quand les dernières portions du chlorophylle ont été enlevées. Si l'on attend quelques heures avant de démonter l'appareil et de continuer l'analyse, surtout si l'on se borne à enlever le réfrigérant, on remarque que la poudre épuisée se colore peu à peu en beau vert éme-raude, de la surface à la partie inférieure. On peut croire que l'épuisement a été incomplet et l'on est tenté de traiter de nouveau la poudre par le chloroforme. Ce second traitement serait inutile ; la coloration verte qui se produit, dans les conditions que nous venons d'indiquer, est due à l'acide *chlorogénique* resté dans le résidu ; ce produit, en effet, possède la propriété de prendre cette coloration en s'oxydant à l'air, en présence de l'ammoniaque.

La liqueur chloroformique résultant de l'épuisement de la noix de Kola est jaunâtre, ou du moins, ses premières portions possèdent cette teinte ; les suivantes sont incolores, mais il ne faut pas se baser sur la décoloration, car, lorsqu'elle se produit, la poudre contient encore de la caféine.

Le résidu de l'évaporation des solutions chloroformiques, provenant de l'épuisement des poudres, est formé de caféine et de matières variant avec la nature de ces poudres. C'est ainsi qu'en reprenant ce résidu par l'acide sulfurique à 1/10 et l'eau bouillante, on sépare surtout de la chlorophylle, quand on opère sur le *thé*, des matières grasses et colorantes, s'il s'agit du *café vert* ou de la *noix de Kola*.

Le café torréfié cède au chloroforme, en même temps que la caféine, des huiles essentielles brunes, dont une grande partie sont solubles à la fois dans l'eau et le chloroforme. Le procédé de dosage de la caféine doit donc être modifié pour obtenir une substance blanche.

Modification du procédé applicable au dosage dans le café torréfié. — La modification est fort simple et donne de la caféine presque incolore et bien cristallisée.

Le résidu de l'évaporation de la solution *chloroformique*, provenant de l'épuisement de la poudre de café torréfié, est repris par l'eau acidulée et l'eau bouillante, suivant la marche générale: On l'introduit dans la boule à décantation, on l'alcalinise avec un peu de soude et on agite vivement. On reprend le liquide brun par une nouvelle quantité de chloroforme, puis par une troisième s'il est nécessaire.

On s'assure d'ailleurs que l'épuisement est complet en évaporant un peu de liqueur chloroformique sur un verre de montre. Les solutions chloroformiques, évaporées dans une capsule tarée, donnent de la caféine suffisamment pure dont on prend le poids.

Ce procédé de purification de la caféine du café torréfié s'applique à la caféine de toute provenance ; mais celui que nous avons donné en premier lieu réussit fort bien dans tous les autres cas ; il a l'avantage de ne pas exiger de décantation et de consommer moins de chloroforme.

Application. — Le procédé de dosage que nous avons décrit, avec tous les détails qui en assurent la réussite, ne demande pas plus de 3 heures et donne la proportion de caféine avec une certitude absolue.

Comme exemples de dosages effectués par nous, citons les suivants :

Thé noir Souchong.............	29 pour 1000 de caféine.	
Café vert (mélange)	9,88 —	—
Café torréfié....................	9 —	—
Noix de Kola (1)................	23 —	—

Le thé est souvent reversé dans le commerce après avoir été plus ou moins complètement débarrassé de sa caféine ; l'examen microscopique est impuissant à déceler cette falsification ; du reste, des feuilles de thé véritables peuvent contenir des proportions très différentes de caféine. On conçoit donc l'importance d'un dosage à la fois exact et rapide pour déterminer la valeur du thé et du café vert ou torréfié.

(1) Schlagdenhauffen, dans ses savantes recherches sur la composition chimique des *Kolas africains*, a trouvé, dans un échantillon de noix de kola, 23,46 °/₀ de caféine. Ce résultat concorde avec le nôtre, bien qu'obtenu par une méthode différente.

DOSAGE DES ALCALOÏDES DANS LES EXTRAITS.

— Le procédé le plus simple de dosage qui se présente à l'esprit, consisterait à dissoudre l'extrait dans l'eau, à alcaliniser le liquide, et à l'agiter avec un dissolvant qui s'emparerait de l'alcaloïde mis en liberté.

Ce procédé est rationnel, mais il n'est pas pratique parce que, lors de l'agitation, il se produit une émulsion telle qu'il n'est pas possible de séparer le dissolvant.

On serait aussi tenté de mélanger l'extrait avec un lait de chaux, de sécher et d'épuiser le produit réduit en poudre avec du chloroforme ou de l'éther. Malheureusement la chaux employée dans ces conditions peut altérer l'alcaloïde qu'on cherche à isoler et, de plus, l'épuisement se fait très difficilement.

C'est pour ces diverses raisons que nous conseillons le procédé suivant qui nous a toujours donné des résultats satisfaisants.

1° Prenons d'abord pour exemple le dosage de l'émétine dans l'extrait d'ipécacuanha.

On dissout 5^{gr} d'extrait dans 20^{gr} d'eau distillée ; on introduit la solution dans une boule à décantation ; on ajoute un *léger* excès d'ammoniaque et 40 gouttes d'huile d'olive pour 20^{cc} d'éther. On agite et on laisse reposer. L'éther se sépare rapidement *grâce à l'addition de l'huile*, sans qu'il se forme la moindre émulsion. On décante l'éther dans un verre à pied ; on épuise le liquide aqueux avec de nouvelles doses d'éther jusqu'à ce que quelques gouttes de la solution éthérée, étant évaporées dans un verre de montre, le résidu dissous dans un peu d'eau acidulée ne donne plus de précipité par l'iodure double de mercure et de potassium.

Les liqueurs éthérées sont réunies et introduites dans la boule à décantation préalablement lavée ; on ajoute 4^{cc} d'acide sulfurique au $\frac{1}{10}$ et 4^{cc} d'eau ; on agite, on laisse déposer, puis on sépare la solution acide qui a dissous l'alcaloïde. On agite à plusieurs reprises la solution éthérée avec de l'eau distillée jusqu'à épuisement complet.

Les solutions acides réunies sont chauffées au bain-marie pour chasser l'éther en dissolution; on les filtre sur un petit filtre sans plis humecté d'eau; on lave ensuite avec de l'eau distillée.

La liqueur filtrée réunie aux eaux de lavage est introduite dans une boule à décantation; on l'additionne d'un léger excès d'ammoniaque et on l'épuise avec du chloroforme.

La solution chloroformique est recueillie dans une capsule tarée et évaporée au bain-marie. On termine la dessiccation dans une étuve chauffée à 100°.

L'augmentation de poids de la capsule donne la quantité d'alcaloïde contenue dans la prise d'essai.

2° Soit maintenant à doser les alcaloïdes dans l'extrait fluide de quinquina (formule de Vrij).

On agite directement 10^{gr} d'extrait avec 10^{cc} d'éther additionné de XX gouttes d'huile d'olive et d'un léger excès d'ammoniaque; on continue l'opération comme il a été dit ci-dessus.

Faisons remarquer que les divers alcaloïdes du quinquina sont très inégalement solubles dans l'éther, mais grâce à l'huile employée et à la quantité relativement considérable de dissolvant mise en œuvre, ils passent tous en dissolution dans ce véhicule.

DOSAGE DES ALCALOÏDES DANS LES TEINTURES. — Le procédé de dosage que nous venons de décrire ne s'applique pas seulement aux extraits; il convient aussi au dosage des alcaloïdes dans les teintures.

Il suffit pour cela de chasser l'alcool par évaporation

et d'opérer sur l'extrait obtenu comme il vient d'être dit.
On prendra une quantité de teinture en rapport avec
sa richesse présumée en alcaloïdes, soit de 50 à 100^{gr}.

DOSAGE DES ALCALOÏDES DANS LE VIN DE QUIN-
QUINA. — Prendre 100^{gr} de vin ; le chauffer dans une
capsule au bain-marie pour chasser l'alcool.

Introduire ensuite dans la boule à décantation avec les
eaux de lavage de la capsule ; ajouter 20^{cc} d'éther,
20 gouttes d'huile et un léger excès d'ammoniaque.

On continue l'opération comme nous l'avons indiqué.

DOSAGE DE LA MORPHINE DANS LE LAUDANUM
DE SYDENHAM. — Le procédé précédent ne peut pas
s'appliquer au dosage de la morphine parce que cet
alcaloïde est à peine soluble dans l'éther ou le chloroforme.

Si l'on consulte les traités de pharmacie et le *Dictionnaire des falsifications*, de Baudrimont, on trouve que le
dosage de la morphine dans le laudanum s'effectue par
les procédés Guillermond, Fordos ou Regnauld. Or, si
on se conforme à cette indication, on n'obtient, avec
beaucoup de peine, qu'une morphine impure, très
colorée et dont le poids n'est pas en rapport avec celui
de l'alcaloïde qui existe réellement dans la préparation.

Nous recommandons tout spécialement le procédé que
nous avons récemment donné pour effectuer ce dosage
et qui n'est qu'une modification du procédé que nous
employons pour doser la morphine dans l'opium (1).

En se conformant exactement à nos indications, on
obtient une morphine blanche dont le poids représente

(1) *Dosage de la morphine dans l'opium et les principales préparations opiacées*, par A. Grandval et H. Lajoux. *Journal de Pharmacie
et de Chimie*, 6e série, t. V, page 153.

sensiblement celui de la morphine contenue dans l'opium employé à la préparation du laudanum.

On prend 20^{gr} de laudanum que l'on additionne de $4^{gr},50$ d'alcool à 95ᶜ et d'un très léger excès d'ammoniaque (5 à 6 gouttes suffisent). On agite fortement; le liquide se trouble en général très lentement; on continue l'agitation jusqu'à ce que des stries formées par l'alcaloïde cristallin se forment sur les parois du verre. On abandonne le mélange dans un lieu frais pendant douze heures au moins.

On filtre sur un petit filtre Berzélius sans plis, préalablement humecté d'alcool à 70ᶜ. Le précipité est très coloré; on le laisse égoutter complètement en ayant soin de tenir l'entonnoir couvert avec une plaque de verre. On lave le précipité et le filtre avec de l'alcool à 40ᶜ que l'on instille avec une pipette par très petites portions; on ne verse de nouvel alcool que lorsque le précédent est complètement écoulé. On emploie en tout, pour ce lavage 25ᶜᶜ d'alcool à 40ᶜ. Si l'on a bien opéré, le dernier liquide de lavage n'a plus qu'une teinte jaune faible. Le précipité est encore fort coloré; il est constitué par de la morphine, de la narcotine et des matières résineuses.

Pour purifier la morphine, on verse sur le filtre avec une pipette 1ᶜᶜ d'acide chlorhydrique officinal à 1/10; on a soin de répandre l'acide dilué sur le filtre et sur le précipité. Quand la masse est bien imprégnée, on ajoute un deuxième centimètre cube d'acide dilué et on écrase le précipité avec un agitateur pour favoriser la transformation de l'alcaloïde en chlorhydrate. On laisse égoutter et on lave le précipité et le filtre à l'eau bouillante ajoutée par petites portions à la fois, jusqu'à ce qu'une ou deux gouttes de l'eau de lavage ne précipitent plus l'iodure double de potassium et de mercure.

La solution acide de chlorhydrate de morphine est

reçue dans une capsule de porcelaine ; on neutralise la plus grande partie de HCl libre par AzH³, tout en laissant à la liqueur une réaction *nettement* acide. On l'évapore au bain-marie jusqu'à réduction à 1/4 de son volume environ ; grâce à cette neutralisation partielle et à cette concentration, une notable partie de la résine entraînée se dépose. Il est indispensable que la liqueur soit nettement acide, sinon la résine, en se précipitant, entraînerait de la morphine. On filtre sur un petit filtre mouillé pour séparer la résine ; on reçoit le liquide filtré dans une capsule tarée ; on lave à l'eau bouillante le filtre et le dépôt comme ci-dessus, c'est-à-dire jusqu'à ce que les eaux de lavage ne précipitent plus l'iodure double de potassium et de mercure.

On évapore les liquides jusqu'à ce qu'ils ne pèsent plus que 10^{gr}. On les verse dans un verre et on les additionne de 10^{gr} d'alcool à 95° que l'on emploie pour laver la capsule. La liqueur concentrée est quelquefois un peu trouble, mais l'addition de l'alcool redissout instantanément ce trouble dû à un commencement de précipitation d'une nouvelle quantité de résine. On laisse refroidir et on ajoute au liquide un très léger excès d'AzH³ (4 à 5 gouttes suffisent) ; on agite vivement, la morphine se précipite ; elle est à peu près incolore, l'alcool ajouté empêchant la précipitation des matières résineuses et colorantes dont la plus grande partie a été, du reste, séparée dans les opérations précédentes.

Au bout de douze heures, on filtre le liquide sur un papier Berzélius sans plis mouillé avec de l'alcool à 70°. On lave la morphine avec de l'alcool à 40° instillé goutte à goutte. En opérant ainsi, on n'emploie pas plus de 8 à 10° d'alcool pour enlever les dernières traces d'eaux-mères et le dernier liquide de lavage filtre incolore. Quand le filtre est bien égoutté, on y verse encore un peu d'eau et l'on s'assure que le liquide filtré, acidulé par AzO³H, ne précipite plus le nitrate d'argent. Si un précipité se produisait, on continuerait le lavage à l'eau distillée froide pour enlever les dernières traces de chlorure d'ammonium.

Le filtre et son précipité sont desséchés à 100° et pesés; on obtient ainsi le poids de la morphine. Cette morphine est incolore ou à peine grisâtre; elle est exempte de narcotine qui a été séparée antérieurement avec la résine.

Le procédé appliqué rigoureusement permet de déterminer exactement la morphine contenue dans le laudanum.

Exemple : Nous avons préparé du laudanum avec de l'opium titrant 11,70 p. 100 de morphine. Le vin employé était le vin de Malaga.

On sait que 8^{gr} de laudanum de Sydenham contiennent 1^{gr} d'opium; 20^{gr} en représentent par conséquent 2^{gr},50 soit 0^{gr},2925 de morphine.

Une première analyse nous a donné 0, 300 de morphine à peine colorée, un deuxième 0^{gr},294.

TABLE DES MATIÈRES

ERRATA

Page 2, ligne 2, au lieu de alcool, lire *aldol*.

Page 59, ligne 3, au lieu de métha, lire *métu*.

Page 96, ligne 9 du tableau, au lieu de est additionné, lire *sont additionnées*.

Page 97, lignes 13 et 22, au lieu de oxydrase, lire *oxydase*.

Page 107, au-dessous de la formule du milieu de la page, au lieu de acide salicylique, lire *anhydride* salicylique.

Page 123, ligne 2, au lieu de monométhylacétanilide, lire *monométhylacétaniline*.

Page 128, ligne 9, au lieu de mathacérine, lire *méthacétine*.

Page 156, ligne 3, au lieu de du même sens, lire *de* même sens.

Page 183, ligne 1, au lieu de $C^{32}H^{44}O^{10}$, lire $C^{32}H^{42}O^{10}$.

Page 187, 5ᵐᵉ ligne en remontant, au lieu de Oubaïo, lire *Ouabaïo*.

Page 160, ligne 9, au lieu de Elle, lisez *Il*.

Page 208, ligne 7 en remontant, au lieu de 1/0000, lire 1/1000,

Page 249, ligne 6, au lieu de quand, lire *quant*.

Page 251, ligne 13, au lieu de en solution, de capsules, lire *en solution, capsules*.

TABLE ALPHABÉTIQUE
DES MATIÈRES

—

Les caractères ordinaires indiquent les sujets traités avec détails ; les nombres imprimés en chiffres gras donnent la page de l'article principal consacré à chacun d'eux. Les sujets traités accessoirement sont imprimés en italique.

A

Pages

D

I

L

M

N

O

P

Q

R

S

Pages

T

V

———✳———

Reims. — Imprimerie et Lithographie MATOT-BRAINE, rue du Cadran-Saint-Pierre, 6.